Pourquoi je stresse

Les 6 couleurs de mon stress

Groupe Eyrolles
61, bd Saint-Germain
75240 Paris cedex 05

www.editions-eyrolles.com

Avec la collaboration d'Alice Breuil

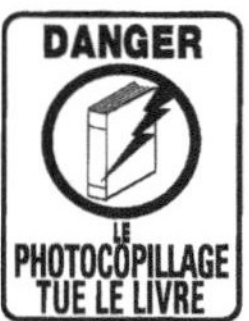

Franck Jullien

Pourquoi je stresse

Les 6 couleurs de mon stress

EYROLLES

Sommaire

Introduction

À l'origine, j'ai créé le modèle ComColors® pour aider ma fille à choisir son orientation scolaire lorsqu'elle était en classe de première. Ma démarche était de mettre au point une méthode très simple pour que les élèves de sa classe puissent définir rapidement leur type de personnalité et mieux connaître leurs atouts pour réussir leur vie scolaire et professionnelle. En animant des formations sur le stress à partir de ce modèle, j'ai été stupéfait de découvrir que, dans la majorité des cas, ce que j'appelle les « comportements conditionnels » (les pressions que l'on s'impose à soi-même) était à l'origine du mal-être des participants. J'avais beau expliquer les causes physiologiques du stress et les différentes manières d'apprendre à le gérer pour retrouver son équilibre intérieur, ce sont les comportements conditionnels propres à chaque type de personnalité qui apportaient toujours la clé de compréhension du stress.

Afin d'établir le circuit du stress selon les personnalités, j'ai poursuivi deux pistes simultanément. Dans un premier temps, j'ai fait du coaching pour une grande société de publicité. Pour apporter une réponse aux risques psychosociaux, cette entreprise avait décidé, en concertation avec son CHSCT (comité d'hygiène, de sécurité et des conditions de travail), de proposer à ses salariés des séances de coaching individuelles, anonymes, pour accompagner ceux d'entre eux qui se sentaient stressés. Cette approche m'a permis de chercher à comprendre en profondeur les mécanismes qui alimentent le stress. J'ai donc partagé mon expérience et mes « outils » pour aider ces personnes face au stress et elles m'ont apporté les informations qui ont fait évoluer mon approche de la gestion du stress.

Dans un second temps, j'ai entrepris de travailler avec Fabien Fenouillet, docteur en psychologie, enseignant-chercheur à l'université de Paris-Nanterre, sur la validation statistique du questionnaire de personnalité ComColors®. Ce travail de recherche avait pour objectif de vérifier si les concepts développés dans le modèle ComColors® étaient mesurables et avaient une réalité psychologique. En psychométrie, il n'y a pas de « peut-être » : ou bien on réussit à mesurer une dimension psychologique, ou bien on n'y arrive pas. Si on n'y arrive pas, c'est que ce que l'on cherche à mesurer n'est pas clair ou n'existe pas. Ce travail, qui a duré presque deux ans, a été un grand succès puisqu'après avoir réalisé l'analyse factorielle exploratoire du questionnaire, nous avons obtenu la validation statistique de l'analyse factorielle confirmatoire qui permet de confirmer la solidité du modèle théorique du modèle ComColors®. À ce jour, il existe très peu de questionnaires de personnalité qui aient ce niveau de validité sur le marché (il est possible de lire les résultats de la validation statistique du questionnaire sur le site www.comcolors.com).

Si ces travaux ont permis de valider la plupart de mes concepts, ils en ont surtout fait évoluer d'autres, et en particulier celui des comportements conditionnels. La principale évolution du modèle ComColors® a été de découvrir que les individus ne mettent pas la pression sur les autres, mais uniquement sur eux-mêmes. Les entretiens individuels menés dans le cadre des coachings ont confirmé cette découverte. La pression est avant tout intérieure et ce, quels que soient les types de personnalité. La pression que nous pouvons exercer sur les autres est une sorte de débordement de notre propre stress, en aucun cas une volonté délibérée d'exercer une pression. Les entretiens individuels ont surtout permis de mettre au point les solutions pour réduire durablement l'impact du stress. Toutes les solutions présentées dans ce livre sont le résultat d'expérimentations, d'essais et surtout de mises en pratique dans le temps pour valider leur efficacité.

Ce travail de recherche a abouti à l'écriture de ce livre et à la réédition de *Découvrir sa personnalité et celles des autres*[1], afin de mettre à jour ces modifications. Cet ouvrage a donc pour but de proposer une approche individualisée du stress. En s'appuyant sur le modèle ComColors® et ses six types de personnalité, nous verrons comment chacun perçoit le monde et y réagit. Nous vous donnerons également des pistes concrètes pour réduire l'impact du stress dans votre vie. Notre démarche n'est pas de vous transformer, mais de vous apprendre à intervenir en douceur sur votre stress pour améliorer votre rapport à vous-même et aux autres.

---

1. Sur le modèle ComColors®, lire aussi de Franck Jullien *Découvrir sa personnalité et celles des autres* (Eyrolles, 2009) et *Les Six Couleurs du manager* (De Boeck, 2011).

Chapitre 1

Vous avez dit « stress » ?

Selon Hans Selye, un des tout premiers chercheurs à avoir étudié la question du stress, « le stress est la réponse non spécifique que donne le corps à toute demande qui lui est faite ». Comment comprendre cette définition ?

Un couple se rend à Disneyland avec ses enfants. Il fait beau, chacun est détendu et le parc n'est pas bondé – des conditions idéales. Toute la famille décide de monter dans le « Train de la mine », une sorte de mini-grand-huit dont le parcours comprend deux loopings et se fait entièrement en marche arrière. Une minute après être sorti du manège, le père est pris d'un terrible mal de tête, qui le fait souffrir toute la journée. Pour comprendre le sens de cette expérience, il faut savoir que cet homme est rarement sujet à des maux de tête (environ trois à quatre fois par an). C'est donc une manifestation tout à fait inhabituelle pour lui. Que s'est-il passé en lui ? Alors que sa femme et ses enfants sont ravis de l'expérience, il se sent mal. Son corps apporte une réponse non spécifique à la demande qui lui a été faite : au lieu d'éprouver du plaisir, il ressent un mal-être. Ce qui est intéressant dans cette histoire, c'est le décalage entre sa sensation et celles des autres membres de la famille. Cette attraction ne peut pas être qualifiée de stressante, mais on peut constater qu'elle a été stressante pour lui. Nous sommes là au cœur de la problématique du stress : ce qui est stressant pour l'un ne l'est pas forcément pour l'autre.

Hans Selye conclut ainsi ses recherches sur le stress : « L'important n'est pas ce qui nous arrive, mais la manière dont on le prend. » En effet, chaque type de personnalité perçoit les choses différemment. Cependant, une fois le stress installé, le sentiment de mal-être est réel et il est intéressant d'en comprendre le fonctionnement. Nous présenterons ici une simplification des mécanismes physiologiques internes, qui sont complexes.

L'homme, cet animal

Pour comprendre ce qui se joue dans notre corps, il est nécessaire de rappeler que l'homme est une version évoluée de l'animal. À la préhistoire, l'environnement était pour le moins hostile à l'homme. Il s'agissait pour lui de survivre plutôt que de vivre. Il devait faire face à de nombreuses agressions tout au long de son existence. À cette époque, les bêtes féroces ne vivaient pas dans des zoos et il arrivait fréquemment que l'homme doive les combattre ou les fuir. Notre corps est donc programmé pour fuir ou se battre devant le danger.

Fuir ou combattre

Des enfants se faufilent dans le parc d'un château inhabité pour y jouer. Le garde-chasse les aperçoit et se dirige droit sur eux pour les réprimander. Le petit groupe décampe aussitôt. Mais alors qu'ils se pensent en sécurité hors du parc, ils voient le chien du garde-chasse se lancer à leur poursuite. Ils se mettent alors à courir, beaucoup plus vite et bien au-delà de ce dont ils se croyaient capables.

La peur a mis l'organisme de ces enfants en marche pour faire face au danger – en l'occurrence, pour fuir. Notre corps est donc préparé à faire face au danger. Dès que notre cerveau perçoit un danger, il se met en alerte et notre métabolisme se transforme. Notre rythme cardiaque s'accélère et notre formule sanguine s'enrichit par un apport de sucre et d'adrénaline.

Ces transformations ont plusieurs incidences physiologiques :

▶ une augmentation de notre résistance musculaire (pour courir plus vite) ;

▶ une augmentation des capacités respiratoires ;

▶ une diminution de la sensation de la douleur (pour courir plus longtemps) ;

▶ une amélioration de la vision ;

▶ et beaucoup d'autres modifications nécessaires pour faire face aux dangers.

L'ensemble de ces transformations nous prépare à l'action. Si nous réagissons par la peur, ce sont surtout les muscles des jambes (pour courir) qui sont sollicités ; si nous réagissons par la colère, ce sont les muscles des bras (pour combattre). Lorsque les enfants de notre exemple ont couru pour s'enfuir, poursuivi par le chien du garde-chasse, le mécanisme que nous venons de voir s'est enclenché et leur a permis d'utiliser tout leur potentiel physique pour fuir le danger. Mais cette course effrénée a « brûlé » le sucre et l'adrénaline qui avaient été libérés dans leur organisme. À la fin de la course, leur corps a retrouvé son équilibre… et le stress a disparu.

> Lors d'un mariage, deux personnes se disputent, puis en viennent aux mains avec une rare violence, sous les yeux ahuris des autres convives. Plus tard dans la soirée, ils apparaissent bras dessus, bras dessous, comme s'ils avaient toujours été les meilleurs amis du monde…

Dans le cas du combat, le corps suit le même processus : il se met en ordre de bataille pour faire face au danger. Puis le combat proprement dit permet de « brûler » l'adrénaline dans le sang : l'organisme retrouve son équilibre, le stress disparaît. Ce que nous avons du mal à comprendre, c'est que ces mécanismes que nous partageons avec les animaux sont toujours à l'œuvre, alors même que nous ne pouvons plus fuir ou combattre.

Le professeur Henri Laborit a mené des recherches et écrit de nombreux ouvrages[1] sur ce thème. Une de ses expériences illustre bien notre propos – elle figure dans le film d'Alain Resnais *Mon oncle d'Amérique* (1980) : le professeur place des rats dans une cage à deux compartiments dotée d'une porte de communication qui permet de passer d'un

---

1. Lire à ce sujet *L'Éloge de la fuite* (Robert Laffont, 1976).

compartiment à l'autre. Le sol des compartiments peut être électrifié (faiblement). Henri Laborit évalue le comportement de ces animaux dans trois situations différentes :

▶ *Dans la première situation,* un rat est placé dans un compartiment. Une sonnerie retentit et, quatre secondes plus tard, le sol du compartiment s'électrifie pendant quelques secondes. La première fois, le rat est surpris et passe rapidement dans le compartiment voisin (non électrifié). Il fuit la situation stressante. Cette expérience est reproduite durant dix minutes par jour pendant sept jours. Résultat : le rat soumis à cette expérience est en parfaite santé parce qu'il peut fuir la situation stressante.

▶ *Dans la deuxième situation,* le rat ne peut pas fuir car la porte de communication est fermée. Il est soumis à cette expérience plusieurs fois pendant dix minutes et pendant sept jours. Il entend la sonnerie, et quatre secondes plus tard, le sol s'électrifie, puis il subit le faible champ électrique pendant quelques secondes. Résultat : le rat soumis à cette expérience s'inhibe. Il est sujet à des problèmes de tension artérielle, ne paraît pas en bonne santé et développe bientôt des maladies parce que son système immunitaire ne réussit plus à combattre les maladies.

▶ *Dans la troisième situation,* le rat ne peut pas fuir puisque la porte est fermée, mais il se trouve face à un autre rat. Soumis aux mêmes chocs électriques, ils se mettent à se battre. Ils ne tentent pas de se mordre ni de s'entre-tuer, ils en viennent juste à se battre, dans une lutte totalement inefficace. Leur but n'est pas de l'emporter sur l'autre, mais d'agir. Résultat : les rats soumis à cette expérience sont en parfaite santé parce qu'ils peuvent combattre.

Cette expérimentation nous apprend que ce qui stresse le plus les rats, c'est l'inhibition. Tant qu'il est possible d'éviter le choc électrique ou d'évacuer le stress en combattant, l'organisme retrouve son équilibre. Il n'y a donc pas de conséquences négatives durables. Mais lorsqu'il y a inhibition de l'action, le stress s'installe et affecte le système immunitaire. Ainsi, comme l'explique Henri Laborit, les virus et les cellules cancéreuses qui auraient été éliminés se développent. Les tensions musculaires, les maux de tête, la tension artérielle, le mal-être remplacent alors le bien-être naturel.

Le système nerveux au cœur du stress

Deux phénomènes sont à l'œuvre pour maintenir l'équilibre physiologique : le système nerveux sympathique et le système parasympathique. Le système nerveux sympathique déclenche le processus du stress avec une accélération du cœur, une capacité respiratoire renforcée, des muscles contractés, une vision améliorée, etc. Comme nous venons de le voir, le système nerveux sympathique nous est nécessaire pour faire face au danger.

Le système parasympathique inverse le processus. Il a pour fonction essentielle de permettre à l'organisme de retrouver son équilibre en éliminant toutes les substances qu'il produit pour faire face au danger. Le problème, c'est que le sucre et l'adrénaline (et beaucoup d'autres substances) ne sont éliminés que très lentement par le système parasympathique. Les pratiques comme le sport, la relaxation, le yoga et l'hygiène de vie peuvent néanmoins accélérer ce retour à la normale. Revenons par exemple à la course effrénée des enfants pour échapper au chien du garde-chasse ou aux rats soumis aux chocs électriques : dans les deux cas, l'activité physique a permis d'éliminer immédiatement le sucre et l'adrénaline présents dans le sang. La course ou le combat ont remis les organismes dans le même état qu'avant la montée de stress. Par conséquent, on peut dire que lorsqu'on pratique régulièrement un sport, les décharges d'adrénaline et de sucre dans le sang, qui sont causées par des situations ou des relations stressantes, sont ponctuellement éliminées, ce qui permet à l'organisme de garder son équilibre.

Quel rapport y a-t-il entre le stress quotidien et les changements de métabolisme face au danger ? En réalité, notre système nerveux ne fait pas la différence entre un danger réel (par exemple, faire face à un chien agressif) et un danger virtuel (par exemple, prendre la parole en public). Les réactions physiologiques sont les mêmes. Lors de mes formations sur la prise de parole en public, les participants me font part de leur stress très important dès qu'ils se retrouvent face à une audience. Ils décrivent une série de manifestations physiologiques, comme l'augmentation de leur rythme cardiaque, une forte transpiration, de la nervosité, la bouche sèche, etc. Leur corps se prépare à courir un sprint ! Ces transformations physiologiques suscitent chez eux un réel inconfort physique.

Voici donc la manifestation physiologique du stress : notre corps se mobilise pour une action qui n'aura pas lieu. Nous sommes prêts à courir le 100 mètres en dix secondes, mais nous ne bougeons pas de plus d'un mètre ! Ce décalage provoque un sentiment de mal-être. À chaque fois que nous sommes confrontés à des situations ou à des relations stressantes, notre système nerveux sympathique déclenche l'alarme et libère dans le sang du sucre et de l'adrénaline, tout en augmentant notre rythme cardiaque et notre capacité respiratoire pour faire face au danger qu'il perçoit. Or, si les bêtes féroces sont depuis longtemps dans des zoos, notre système nerveux sympathique ne le sait pas encore... Notre corps continue de se mobiliser pour combattre ou pour fuir, alors que le danger n'est pas d'ordre physique mais psychologique.

Deux solutions pour gérer le stress

▶ Pour gérer le stress, la première solution est d'aider le système nerveux parasympathique en faisant du sport, de la relaxation, etc.

▶ La seconde solution consiste à modifier notre façon de percevoir le danger. Comme le dit Hans Selye, « l'important n'est pas ce qui nous arrive, mais la manière dont on le prend ».

▶ Nous nous concentrerons ici sur la manière de percevoir le danger pour réduire l'impact du stress à la source. En comprenant les mécanismes internes qui nous font redouter un danger improbable, nous pourrons réduire notre stress et vivre plus sereinement.

L'espace de liberté de l'individu

Viktor Frankl, neurologue et psychiatre juif déporté en 1942 dans un camp de concentration avant d'être envoyé à Auschwitz en 1944, propose une piste pour comprendre pourquoi certains individus réussissent à dépasser des situations extrêmement stressantes.

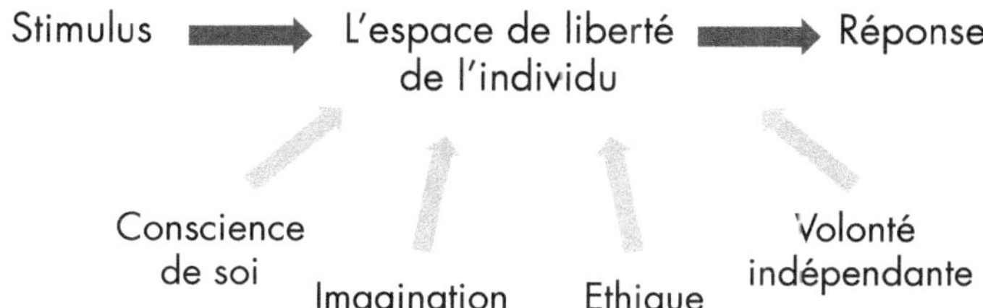

Schéma modifié de réactivité de Frankl

Selon Frankl, il existe un espace de liberté qui permet à chaque individu d'apporter sa propre réponse au stimulus qui lui est proposé. Cet espace est composé de quatre clés :

1. La *conscience de soi*, qui influence nos réactions face aux situations. Plus nous sommes conscients de nous-mêmes et plus nous sommes capables de décider ce qui semble bon pour nous – non pas en réaction automatique mais en conscience. C'est pourquoi nous vous proposons dans cet ouvrage d'augmenter votre niveau de conscience des processus internes qui génèrent le stress.

2. L'*imagination*, qui permet de se projeter dans un autre contexte. Alors que Frankl vivait l'horreur des camps d'extermination, il se rêvait dans un amphithéâtre, en train de raconter son expérience à de jeunes élèves. Il a également observé que les hommes forts qui s'activaient beaucoup dépérissaient plus vite que les hommes apparemment plus faibles mais qui se construisaient un monde intérieur.

3. L'*éthique*, qui correspond à notre quête de sens. Pour Frankl, ce qui cause les névroses, c'est la perte de sens. À partir de ses constatations, Frankl a créé la logothérapie, une troisième voie de la psychanalyse, qui n'est pas fondée sur la frustration sexuelle (Freud), ni sur le complexe d'infériorité (Adler), mais sur la frustration du sens. Le but de la logothérapie n'est pas de plébisciter les religions, mais d'aider chacun à trouver un sens à sa propre vie.

4. La *volonté indépendante*, qui est notre libre-arbitre et qui nous permet quoi qu'il arrive de faire nos propres choix malgré les pressions externes.

Le concept d'espace de liberté de l'individu montre qu'il est possible de changer et d'apporter une autre réponse aux stimuli. Pendant son internement, Frankl s'est trouvé dans une situation où tous les stimuli n'avaient qu'un seul but, l'exterminer. Et pourtant, il a survécu. Il est donc possible de désactiver notre « pilotage automatique » et de reprendre les commandes de notre propre vie.

Le circuit du stress

Pour comprendre la façon dont nous entrons sous stress, comment nous nous maintenons sous stress, mais surtout comment nous pouvons en sortir, il est indispensable de se familiariser avec le circuit du stress. Commençons par comprendre le système de renforcement de nos croyances sur nous, la vie et les autres.

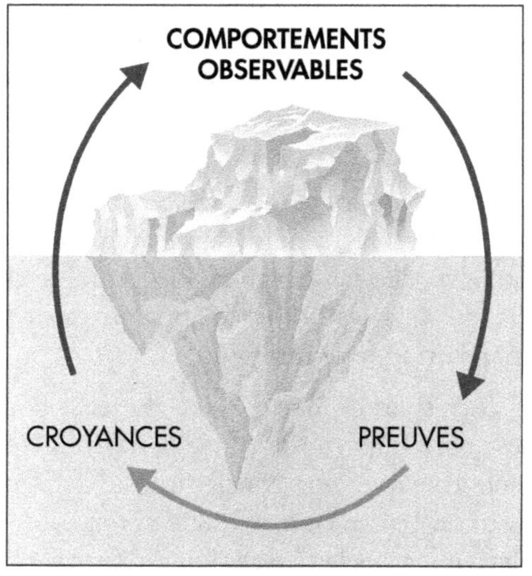

La construction de nos croyances et leur renforcement

Dans ce schéma, la partie immergée de l'iceberg représente notre inconscient, où sont ancrées nos croyances : non seulement les croyances dont nous avons conscience, mais aussi celles qui nous dirigent et qui n'apparaissent pas clairement dans notre esprit. Tout au long de la journée, nous adoptons des comportements qui sont en cohérence avec nos croyances. Et à chaque fois que les situations que nous rencontrons sont conformes à nos croyances, nous accumulons des preuves qui viennent les renforcer. Ainsi, jour après jour, nous solidifions notre système de valeurs, aussi bien à partir de nos croyances positives que de nos croyances négatives. Nos pas sont donc guidés par une partie observable, consciente (partie visible de l'iceberg), et une partie inconsciente (partie immergée de l'iceberg). En résumé, ce processus est le suivant :

> J'ai des croyances sur moi, les autres et le monde ⇨ J'adopte des comportements observables qui manifestent mes croyances ⇨ Ces comportements provoquent des événements qui apportent la preuve que mes croyances sont justes. Si ce n'est pas le cas, je vais donner une autre signification à ces événements de manière à ce qu'ils soient conformes à mes croyances ⇨ Ces souvenirs viennent renforcer mes croyances.

Bien entendu, lorsqu'on se trouve enfermé dans son système de croyances, on n'est plus vraiment dans le monde réel. En effet, l'objectif de ce système n'est pas de rechercher la vérité, mais de renforcer sa cohérence interne. Or nos premières croyances sont loin d'être logiques et cohérentes, puisqu'elles datent de notre petite enfance, une époque durant laquelle nous n'avons pas encore la possibilité de comprendre le véritable sens des choses. Prenons un exemple.

> Un enfant de 18 mois voit ses parents se disputer car la maman est rentrée de son travail une heure plus tard que prévu et le papa n'a pas pu aller à son entraînement de sport comme il le fait tous les mardis soir. La dispute dégénère : la maman se met à faire la liste de tous les manquements du papa. À cet âge, un enfant ne peut pas comprendre les tensions qui animent un couple ; il ne peut pas saisir tous les enjeux de cette dispute. Mais l'enfant doit pourtant trouver une explication à ce qui se passe pour donner de la cohérence à sa vie. Il ne peut pas rester indifférent à cette dispute puisqu'il s'agit des deux personnes qu'il aime le plus au monde. Il va donc donner un sens à ce qu'il voit avec la capacité d'analyse de son très jeune âge : il va sans doute penser que c'est sa faute. Quelle autre explication peut-il donner à tout cela ?

Devant la situation, l'enfant va faire un choix : il peut décider de ne pas faire de bruit ; il peut également piquer une colère ; il peut encore essayer de se faire pardonner en faisant un dessin ou en cueillant une fleur pour l'offrir à ses parents… Les possibilités sont nombreuses, mais si son action permet de calmer la situation et qu'il vérifie que ça marche (presque) à chaque fois, son attitude va devenir une croyance :

▶ si je me fais tout petit, les choses s'arrangent ;

▶ si je fais beaucoup de bruit en piquant une colère, les choses s'arrangent ;

▶ si je suis gentil et que je fais un cadeau, les choses s'arrangent…

Une fois adultes, nous continuons à agir en conformité avec les croyances que nous avons construites au fur et à mesure de nos expériences positives ou négatives. Voici ce processus représenté sous une autre forme :

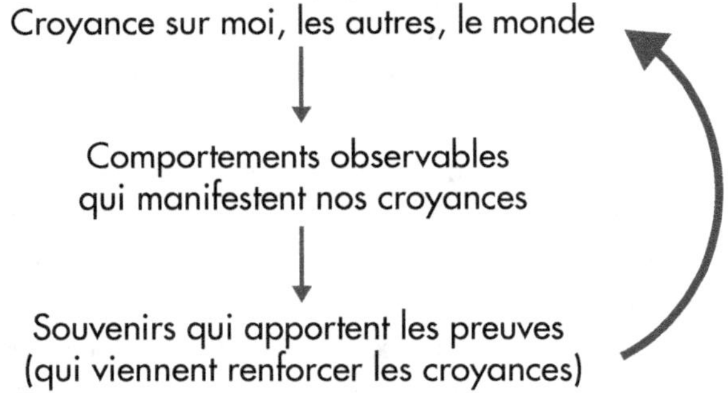

Quand nous nous trouvons en situation de stress, seules nos croyances négatives sur nous-mêmes nous viennent à l'esprit. Les croyances positives, ainsi que les croyances sur la vie et sur les autres, passent au second plan. Ce qui fait monter la pression interne, ce sont bien nos croyances négatives sur nous-mêmes. On peut même dire que le stress est le résultat d'une lutte interne contre ces croyances négatives. C'est cette lutte perdue d'avance qui alimente notre stress. Pour établir le circuit du stress, il suffit de remplacer les « comportements observables » par les « comportements conditionnels ».

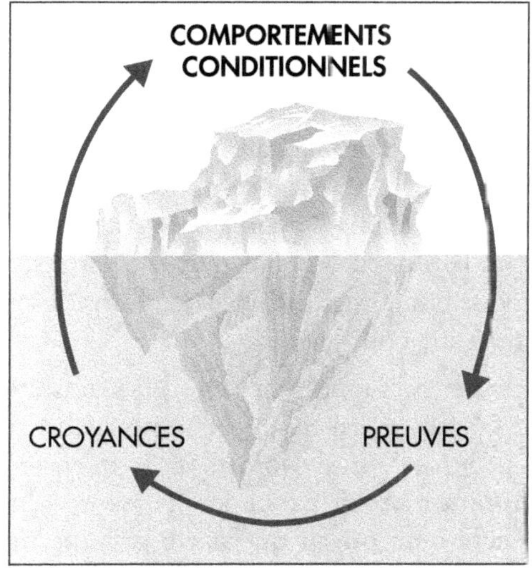

Le circuit du stress

Les croyances

Comme nous l'avons dit, dans notre enfance, nous avons construit un certain nombre de croyances sur nous, sur les autres et sur la vie. Les croyances négatives sur nous-mêmes sont le point de départ du circuit du stress. Si, par exemple, quand nous étions enfant, nous avons entendu nos parents nous dire que nous étions nuls, nous avons peut-être donné du crédit à cette affirmation. Sans nous en rendre compte, une partie de nous le croit. Ces croyances négatives sont donc ancrées le plus souvent dans notre inconscient et sont représentées, dans le schéma ci-dessus, dans la partie immergée de l'iceberg. En général, nous n'avons pas conscience des croyances qui nous animent profondément. C'est le travail des psycho-thérapeutes d'aller débusquer ces croyances qui nous « limitent » et nous empêchent de changer. Nous ne pouvons pas ici vous aider à identifier vos croyances négatives, car chacun possède les siennes, et ce n'est pas en travaillant directement sur les croyances que nous avons choisi de vous aider à réduire votre stress. Nous allons voir que c'est en agissant sur les comportements conditionnels et sur les preuves du circuit du stress, que nous pouvons finalement réduire l'impact de nos croyances négatives.

Les comportements conditionnels

À la différence des comportements observables qui sont la manifestation de nos croyances, les comportements conditionnels sont une réaction pour tenter de lutter contre nos croyances négatives sur nous-mêmes. On se dit : « J'ai de la valeur si… je me comporte d'une certaine manière. » La puissance des comportements conditionnels vient du fait que c'est un jeu de dupes, car au lieu de lutter contre nos croyances, le comportement conditionnel n'a pour but, en réalité, que de renforcer les croyances négatives que nous avons sur nous-mêmes.

Lorsqu'on observe une personne sous stress, on constate qu'elle vit dans un monde irréel. Le mot « irréel » peut sembler fort, mais il est pourtant évocateur. Chacun vit en se conformant à un ensemble de croyances qu'il suppose communes à tout le monde. Pourtant, de nombreuses expériences nous amènent à découvrir que notre système n'est pas universel. Par exemple, lorsqu'on est enfant et que l'on va jouer chez un copain, on découvre un autre mode de fonctionnement, avec d'autres règles. La première relation amoureuse nous confronte également à un tout autre mode de fonctionnement et le sentiment amoureux nous pousse à nous ouvrir à l'autre et à être influencé par l'autre. L'éducation des enfants est également un magnifique exemple de croyances préétablies (les nôtres) qui sont confrontées à d'autres croyances préétablies (celles de notre conjoint) et nous sommes obligés de les prendre en compte sous peine de voir la relation de couple exploser.

Les comportements conditionnels sont du même acabit. Ils sont puissamment ancrés dans notre fonctionnement habituel. Nous n'avons absolument pas conscience de leur puissance, sauf lorsque nous commençons à les remettre en cause, ce qui donne lieu à du marchandage, à de la négociation interne, etc. Nous verrons dans les chapitres suivants comment nous réagissons face à nos comportements conditionnels selon notre type de personnalité.

Les preuves

Le but caché des comportements conditionnels est surtout d'accumuler les preuves de nos croyances négatives sur nous-mêmes. Ces preuves viennent donc renforcer nos croyances… et ainsi de suite.

Pour réduire notre stress, il est donc possible d'agir à trois niveaux :

▶ au niveau des croyances,

▶ au niveau des comportements conditionnels,

▶ au niveau des preuves.

Comme nous l'avons déjà dit, nous ne préconisons pas ici d'intervenir au niveau des croyances, mais au niveau des comportements conditionnels. Ainsi, nous allons vous apprendre à modifier les preuves et à amoindrir peu à peu les croyances « limitantes », jusqu'à les rendre moins négatives.

Un exemple pour réduire l'importance de nos comportements conditionnels

● Décider consciemment de réduire le niveau de perfection sur une tâche précise.

● S'observer en train d'effectuer cette tâche.

● Observer la réaction des autres face à ce niveau de perfection plus bas (à nos yeux).

● Analyser consciemment la nouvelle preuve.

● Laisser la preuve faire son effet sur la croyance sans action particulière.

● Recommencer la même démarche le lendemain sans chercher à augmenter le niveau d'intensité de la tâche choisie.

Le stress relationnel

Penchons-nous maintenant sur le stress relationnel, c'est-à-dire le stress qui peut être provoqué par la relation à l'autre. L'expression peut paraître étonnante et pourtant nous subissons un véritable stress lorsque notre relation à l'autre n'est pas satisfaisante ou que le comportement de l'autre nous irrite. En effet, notre principale source de stress dans la relation à l'autre, c'est notre incompréhension de ses comportements. Lorsque quelqu'un a un comportement que nous ne comprenons pas, nous imaginons immédiatement qu'il agit contre nous. Cette réaction est bien naturelle. Puisque nous percevons le monde au travers de notre filtre de perception, nous interprétons le comportement des autres en fonction de ce que nous aurions dit ou fait dans la même situation. Comme l'autre n'a pas fait les mêmes choix que nous, nous imaginons qu'il a une intention négative à notre égard. Or nous verrons que ce qui pousse l'autre à agir comme il le fait n'a rien à voir avec nous mais est surtout guidé par la recherche de la satisfaction de sa motivation ou par l'absence de sa motivation.

Le but de cet ouvrage est de vous encourager à détendre la relation, à modifier le regard que vous portez sur les intentions de l'autre. Non pas en adaptant votre communication à l'autre mais en acceptant votre propre comportement et celui de l'autre. Ce qui permet de réduire son stress et de retrouver de l'énergie, c'est l'acceptation de ce que nous sommes. Accepter qui nous sommes apporte une véritable paix intérieure dans un premier temps, puis une détente dans la relation à l'autre. Évidemment, il n'est possible d'arriver à l'acceptation de l'autre qu'une fois que l'on s'est accepté soi-même. C'est la raison pour laquelle, dans les chapitres suivants, nous commencerons toujours par définir le circuit du stress de chaque type de personnalité avant d'évoquer le stress lié à l'autre.

Chapitre 2

Quel stress vous pique ?

Afin de mieux connaître le fonctionnement de votre stress, il nous faut d'abord définir votre comportement conditionnel et donc votre type de personnalité. Dans ce chapitre, nous présenterons les bases du modèle ComColors® et nous vous ferons découvrir le processus qui amène les six types de personnalité d'un comportement positif à un comportement négatif : nous partirons de la motivation propre à chaque type pour montrer ensuite les comportements conditionnels qui apparaissent quand le doute s'installe, pour enfin arriver aux comportements conflictuels, qui sont la manifestation de la non-satisfaction de la motivation.

Les six couleurs de la personnalité

La métaphore du cerveau

On attribue généralement trois fonctions différentes à notre cerveau : contrôle de l'action de défense (cerveau reptilien), contrôle des émotions (cerveau limbique), contrôle de la raison (néocortex). Des travaux de recherche ont également montré que chaque hémisphère du cerveau a une fonction : le côté droit est tourné vers les personnes, la relation, l'intuition, la communication, l'art, la beauté, la spontanéité... Le côté gauche concerne le travail, la sécurité, la fiabilité, la prudence, les faits, la technique, la rationalité… Ainsi peut-on découper le cerveau en six « parties ». Le modèle ComColors® est fondé sur cette « métaphore » du cerveau – où les six parties sont représentées par des couleurs. Cette représentation simpliste n'a pas de valeur scientifique, mais elle a une véritable utilité pédagogique : il est ainsi plus facile de comprendre que nous possédons un cerveau unique composé de plusieurs parties, toutes constitutives de notre personnalité.

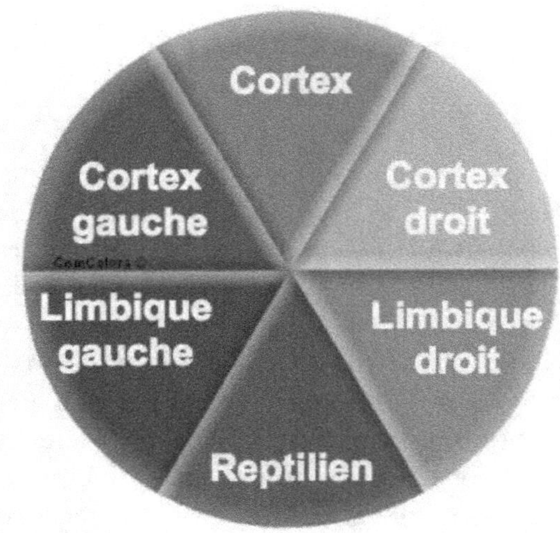

La métaphore du cerveau

À chaque couleur est associé un type de personnalité, sous forme de diagramme. Chaque diagramme propose ainsi une représentation simple et rapide d'un type de personnalité. Il permet surtout de comprendre que nous possédons en nous toutes les couleurs métaphoriques du cerveau – avec, selon les individus, un niveau d'énergie différent pour chaque couleur. Dans l'exemple du schéma suivant, nous voyons que le profil indique une forte capacité à se situer dans les couleurs bleue et orange (remplissage important) et une moindre capacité à se situer dans les couleurs vert et rouge (remplissage faible). Définissons maintenant les caractéristiques de chaque couleur.

16

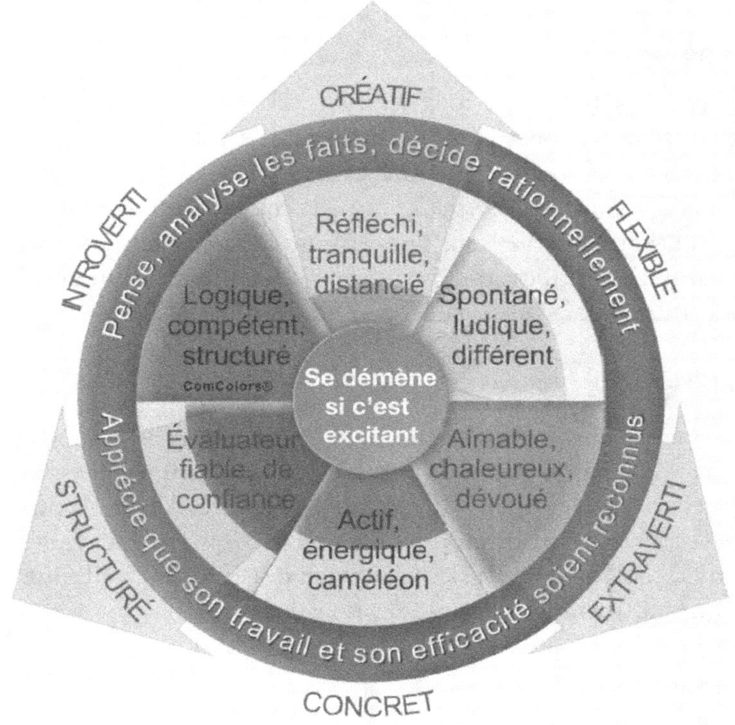

Un exemple de diagramme ComColors®

Les caractéristiques des six couleurs

Le rouge 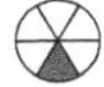

Le cerveau reptilien (type rouge) est le cerveau de l'action. Le type de personnalité rouge fonctionne à l'instinct ; il saisit les opportunités qui se présentent à lui. Il aime être sans cesse dans l'action. Le rouge symbolise son débordement d'énergie, comme la couleur d'un volcan en perpétuelle éruption. Observer sans bouger n'est pas son mode de fonctionnement naturel, mais il est tout à fait capable de prendre n'importe quelle attitude, du moment que cela lui permet d'atteindre son but.

Le violet 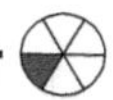

Le type de personnalité violet (limbique gauche) met le groupe en sécurité en repérant immédiatement les dangers et les risques. Il est le garant des rituels et des traditions. Il raconte et transmet l'histoire du groupe auquel il appartient. Il rappelle les règles à ceux qui mettent le groupe en danger. Sa couleur est celle des vêtements des évêques de l'Église catholique, qui incarnent les croyances et les valeurs.

Le orange 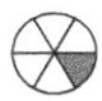

Pour qu'un groupe existe et puisse fonctionner, il est nécessaire de communiquer et de prendre soin des autres, et c'est le rôle du type de personnalité orange (limbique droit). Sa couleur est celle du feu qui réchauffe et qui rassemble. Le type de personnalité orange développe et maintient les liens qui relient les individus entre eux. Il ne supporte pas les conflits et s'arrange pour arrondir les angles, pour créer une bonne ambiance.

Le bleu 

Le bleu (cortex gauche) est la couleur du bleu de travail : le type de personnalité bleu aime être compétent dans tous les registres de sa vie et en particulier dans le travail, où il s'investit beaucoup. Son côté perfectionniste le pousse à peaufiner les moindres détails. Il est rationnel, logique et très structuré. Il rassemble les faits, les compile, les traite pour en extraire la solution la plus logique et la plus efficace.

Le jaune 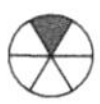

Le jaune (cortex droit) représente la couleur et le pétillant des bulles de champagne. Le type de personnalité jaune aime s'amuser, bouger, sortir des sentiers battus. Il possède un côté artiste et aime se montrer différent des autres dans sa manière de s'habiller, de parler, d'être. C'est le fou du roi, celui qui se permet de dire tout haut ce que les autres pensent tout bas, avec beaucoup d'humour. Il apporte de la légèreté dans les ambiances pesantes.

Le vert

Le vert (cortex) est la plus cérébrale des six couleurs. Le type de personnalité vert aime se mettre au vert, c'est-à-dire prendre du recul dans un endroit calme. Il a la tête dans les nuages. Il prend de la distance avec tout et il est rare de le voir sortir de ses gonds. En haut du diagramme, il regarde le monde et les situations avec une certaine distance.

Pour résumer les six types de personnalité

▶ Le type de personnalité vert se met au vert.

▶ Le type de personnalité jaune a la couleur festive du champagne qui pétille.

▶ Le type de personnalité bleu porte un bleu de travail.

▶ Le type de personnalité orange a la couleur du feu qui réchauffe et qui rassemble.

▶ Le type de personnalité violet porte la robe violette des évêques qui incarnent les croyances et les valeurs.

▶ Le type de personnalité rouge déborde d'énergie comme un volcan en éruption.

La couleur dominante et sa motivation

Chaque profil défini par un diagramme possède une couleur dominante et une couleur secondaire. Dans le schéma de la page 17, les six couleurs sont entourées d'un cercle bleu et d'un rond central orange, ce qui signifie que la couleur dominante est bleue et la couleur secondaire est orange pour ce profil. Dans le diagramme ci-dessous, le cercle extérieur est vert et le rond central est violet, ce qui signifie que la couleur dominante est verte et la couleur secondaire violette.

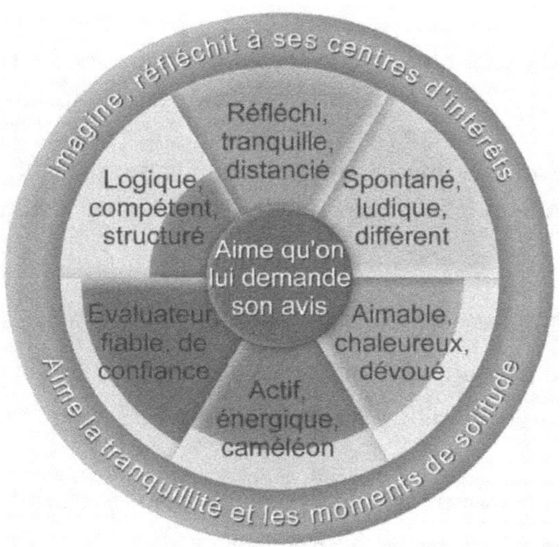

Diagramme de couleur dominante verte

C'est avec la couleur dominante que nous entrons en contact avec le monde, aussi bien dans notre perception des choses que dans notre communication avec autrui. C'est notre socle. À chaque type de personnalité correspond une motivation profonde. Elle concerne qui nous sommes plutôt que ce que nous faisons ou ce que nous désirons. Nous avons appris à satisfaire la motivation liée à notre couleur dominante dès notre enfance. Pour notre bien-être, nous organisons notre vie privée et professionnelle de façon à la satisfaire. La couleur dominante, et la motivation qui lui est liée, ne change pas tout au long de la vie.

20

La couleur secondaire et sa motivation

La couleur secondaire représentée par un rond central symbolise un cœur qui bat et est liée à sa propre motivation. La motivation de la couleur secondaire est plus difficile à satisfaire que la motivation de la couleur dominante. Contrairement à la couleur dominante, qui restera stable tout au long de la vie, la couleur secondaire peut changer. Une nouvelle dynamique se met alors en place : notre cœur se met à battre pour une nouvelle motivation. Le schéma suivant présente un diagramme qui a une couleur dominante et secondaire identique (à gauche) et le même diagramme avec un changement de couleur secondaire (à droite).

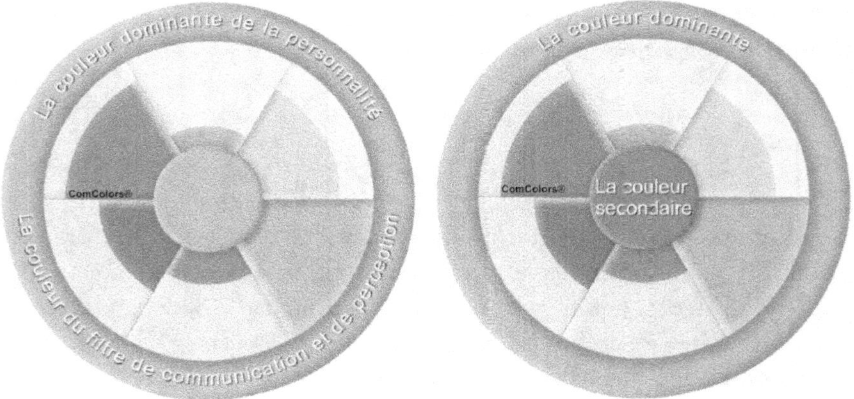

Couleur dominante et couleur secondaire

Nous sommes susceptibles de changer de couleur secondaire lorsque nous franchissons des étapes importantes de notre vie ou que nous sommes confrontés à des situations stressantes. En changeant de couleur secondaire, nous développons toutes les caractéristiques de cette nouvelle couleur. Bien sûr, ce changement ne se fait pas en quelques jours, mais en quelques semaines, voire quelques mois. C'est souvent une période très inconfortable pour celui qui la vit : notre stabilité intérieure est bousculée et nous ressentons comme une sorte de perte d'équilibre. Le plus perturbant, c'est le changement de motivation associée à la couleur secondaire. Nous nous voyons agir différemment, nos centres d'intérêt évoluent, mais cela ne ressemble plus à ce que nous faisions auparavant.

Lorsque vous allez au restaurant, vous avez l'habitude de terminer le repas par un bon gâteau au chocolat – vous en raffolez ! Un jour pourtant, vous vous apercevez que vous n'aimez plus ce dessert. Vous le choisissez encore par habitude, mais il n'a plus la même saveur. Ce changement est perturbant, car vous avez bien remarqué que le gâteau au chocolat ne vous satisfaisait plus, mais vous n'avez pas encore identifié ce qui vous plaît maintenant. En réalité, vous avez déjà une petite idée de ce que vous aimeriez, bien que ce ne soit pas encore très clair dans votre esprit…

Les motivations associées aux couleurs dominante et secondaire sont essentielles pour comprendre la dynamique de chaque type de personnalité. Selon qu'elles se trouvent satisfaites ou non satisfaites, elles déterminent nos « positions de vie ».

Les positions de vie

Le concept des positions de vie a été créé au début des années 1960 par Éric Berne et a été mis en forme à l'aide d'un tableau à double entrée par Frank Ernst. Les positions de vie sont les comportements que nous adoptons vis-à-vis de nous-mêmes ou vis-à-vis des autres, indépendamment de nos qualités et de nos défauts et de ceux des autres. Nous pouvons donc penser que nous avons de la valeur ou pas, et que les autres aussi. Cette perception est complètement subjective et peut changer en fonction des situations, de notre humeur ou de notre interlocuteur.

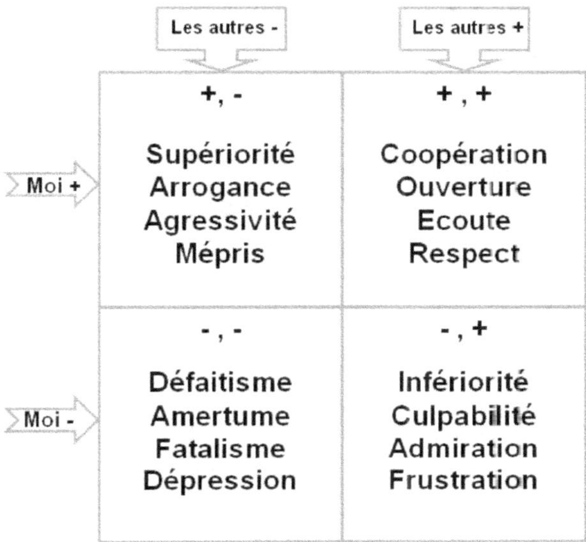

Les quatre positions de vie

La position de vie +, +

Je considère que j'ai de la valeur et que l'autre aussi. Dans ce cas, notre motivation est satisfaite et nous avons une bonne énergie. Dans cette position de vie, nous vivons les sentiments de manière authentique, comme la joie, la peur, la colère ou la tristesse.

La position de vie -, +

Je considère que je n'ai pas de valeur mais que l'autre en a. Dans ce cas, je me sens inférieur, pas à la hauteur, inadéquat et je manque de confiance en moi. Dans cette position de vie, la motivation n'est pas satisfaite et cette position permet d'obtenir de l'attention en prenant une position inférieure.

La position de vie +, -

Je considère que j'ai de la valeur, mais que l'autre n'en a pas. Dans ce cas, je me sens supérieur et j'affiche une certaine arrogance, du mépris et de l'agressivité. Dans cette position de vie, la motivation n'est pas non plus satisfaite et la stratégie inconsciente est d'attirer de l'attention en prenant une position supérieure.

La position de vie -, -

Je considère que je n'ai pas de valeur et que l'autre non plus. C'est une position de vie très lourde à assumer si on s'y installe durablement, car c'est la porte d'entrée vers la dépression. Cette position de vie n'est pas développée dans la méthode ComColors®. Pour en sortir, mieux vaut avoir recours à un accompagnement thérapeutique.

Les comportements conditionnels +, + si...

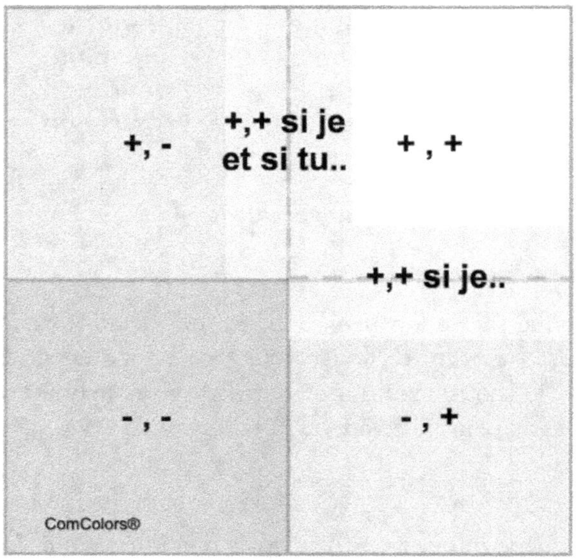

Les positions de vie et les comportements conditionnels

Dans le modèle ComColors®, nous avons ajouté une autre dimension, qui s'intercale entre la position +, + et les positions de vie +, – et –, + : il s'agit des comportements conditionnels +, + si… Dans cette position de vie, l'individu s'impose une condition pour avoir l'impression de rester dans la position +, + ; ceci est à l'origine de notre stress. Lorsque nous montrons nos comportements conditionnels, nous nous conformons à nos croyances et, par conséquent, nous sommes dans un monde irréel.

Nous l'avons dit, les comportements conditionnels sont puissants car ils nous dirigent comme si nous étions en pilote automatique. Pour comprendre ce mécanisme, regardons le schéma classique de réactivité qui indique l'enchaînement suivant : stimulus > réaction. Si nous sentons qu'un moustique nous pique (stimulus), nous tentons de l'écraser par réflexe (réaction). Si quelqu'un nous donne une gifle (stimulus), nous avons une réaction instantanée (réaction) – selon les personnes, ce sera de la rendre, de se mettre à pleurer, à hurler, etc. La réaction en elle-même peut donc être différente d'une personne à l'autre, mais elle est automatique. Nous avons la sensation que c'est normal et que nous ne pouvons rien y faire.

Les comportements déterminés par les positions de vie

Les positions de vie +, − et −, + correspondent à des comportements conflictuels, où la motivation n'est pas satisfaite, contrairement à la position de vie +, +.

En résumé :

▶ +, + = comportement gagnant-gagnant (satisfaction de la motivation) ;

▶ +, + si… = comportement conditionnel (condition, pression que l'on s'impose) ;

▶ +, - ou -, + = comportement conflictuel (non-satisfaction de la motivation).

Les étapes du stress pour chaque couleur

Comme nous l'avons vu au début de ce livre, nous parlons de stress lorsque nous commençons à apporter une réponse non spécifique à une situation ou à une relation données. C'est-à-dire qu'au lieu de réagir par une attitude naturelle, nous en adoptons une autre. Les mécanismes du stress dépendent de chaque type de personnalité. Ce constat doit nous permettre de relativiser : nous devons prendre du recul sur nous-mêmes et comprendre que notre mode de fonctionnement n'est pas universel, qu'il est possible de changer et de se libérer de cette tension interne. Il s'agit de lutter contre deux phénomènes récurrents : le premier, c'est la sensation qu'on ne peut pas changer ; le deuxième, c'est la résistance au changement.

▶ Le bleu : motivation +, + et conflit +, – ◀

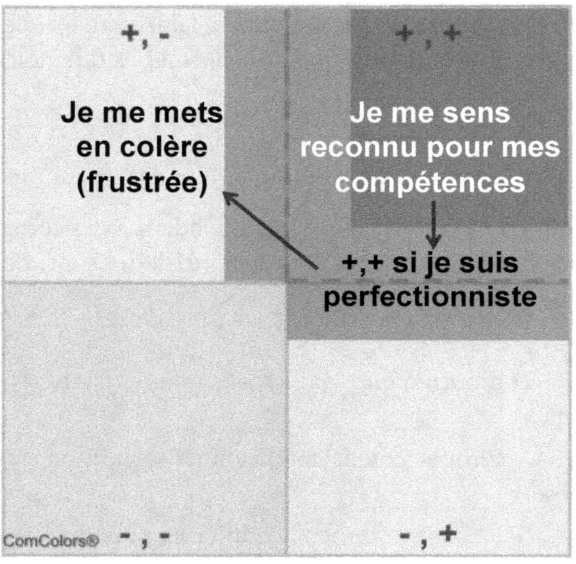

De la motivation au conflit pour le type bleu

Le type de personnalité bleu a besoin de structurer tout ce qu'il peut, en particulier le temps. Ce qui le motive (+, +), c'est d'être reconnu pour son travail et ses compétences. Pour cette raison, le type bleu s'attache sans cesse à être plus performant, plus compétent, plus efficace. Malgré tout, il fait toujours preuve d'une sorte d'inquiétude de ne pas être suffisamment compétent et devient perfectionniste pour tenter d'apaiser cette tension interne (+, + si...). Mais si, malgré ses efforts, il n'obtient pas de reconnaissance, il développe une colère frustrée (+, –) : par exemple, il se fâche parce que les autres ne sont pas à l'heure, ne rangent pas leurs affaires, ne remettent pas les choses à leur place ou ne sont pas logiques.

En réalité, le comportement conflictuel du type bleu consiste à reprocher aux autres ce qu'il fait très bien, de façon à mettre en avant le manque de reconnaissance à l'égard de ses propres compétences.

▶ Le violet : motivation +, + et conflit +, – ◀

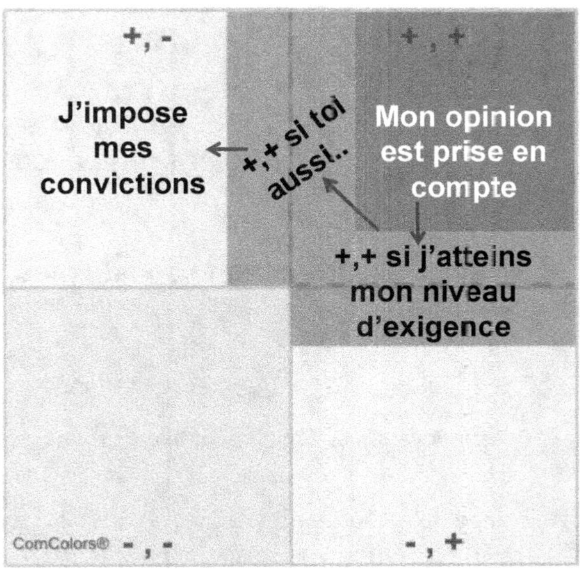

De la motivation au conflit pour le type violet

Ce qui motive (+, +) le type de personnalité violet, c'est qu'il soit reconnu pour ses opinions et ses croyances, qui lui apportent un cadre rassurant et sécurisant. Il est essentiel pour lui de se sentir légitime vis-à-vis de son système de valeurs et il fait preuve d'un haut niveau d'exigence pour s'y conformer (+, + si...). Mais si les personnes de son entourage l'empêchent de se sentir légitime, il attend d'eux le même niveau d'exigence. Lorsque son point de vue n'est pas reconnu, il a tendance à devenir méfiant et à imposer son point de vue +, –. Sa démarche est simplement de tenter de retrouver son équilibre intérieur, car si sa croyance est fausse, elle remet en cause son cadre, la stabilité et la sécurité dont il a besoin. Il va donc se battre pour imposer son point de vue.

▶ Le vert : motivation +, + et conflit –, + ◀

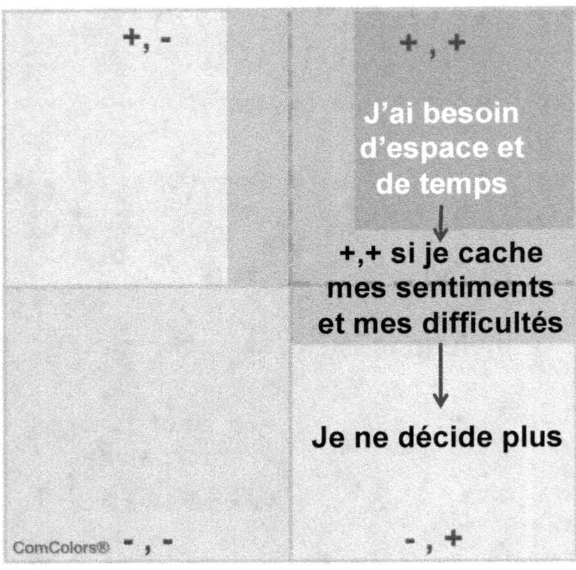

De la motivation au conflit pour le type rouge

Ce qui motive le type de personnalité vert (+, +), c'est le besoin d'espace et de temps. Parce qu'il n'aime pas se sentir envahi par les autres, il a besoin d'un espace à lui et de temps pour construire l'avenir. En réalité, le type vert est motivé pour agir aujourd'hui s'il peut se projeter dans le futur. Sa peur de perdre sa tranquillité le pousse à cacher ses sentiments et ses difficultés (+, + si…). Mais s'il ne réussit pas à prendre son temps, il se montre alors passif et en retrait, et ne réussit plus à décider. Son comportement conflictuel (–, +) est donc sa difficulté à décider. Il s'enferme en lui-même, ressasse les mêmes idées et ne réussit plus à prendre des décisions. Le temps qu'il passe à ne rien faire doit donc être un temps pour construire l'avenir, un temps pour se remotiver. Le comportement du type vert est paradoxal : il est constitué des côtés pile et face d'une même pièce.

28

▶ Le rouge : motivation +, + et conflit +, – ◀

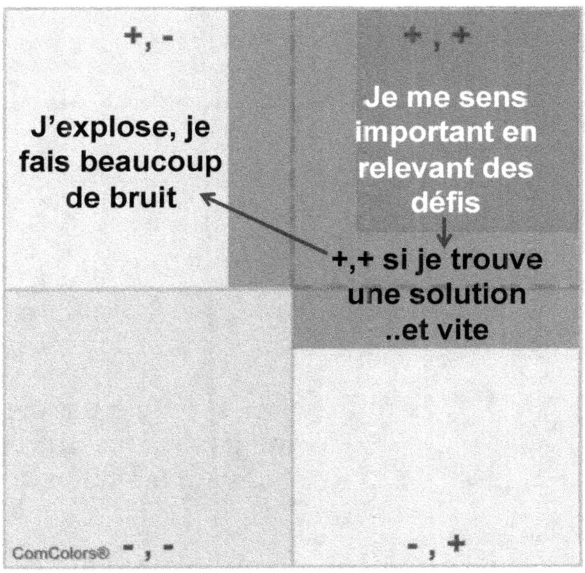

De la motivation au conflit pour le type rouge

Le type de personnalité rouge se montre très motivé (+, +) lorsqu'il se sent important et qu'il ressent une certaine excitation. Pour satisfaire sa motivation, il se lance des défis. S'il ne réussit pas à atteindre le résultat qu'il s'est fixé, il se met à chercher une solution rapidement car la condition qu'il s'impose est de « trouver des solutions et vite » (+, + si...). L'absence de solution génère en lui un stress important. Si, malgré ses efforts, il ne réussit pas à trouver de solution, alors il s'emporte, explose verbalement en faisant beaucoup de bruit. En réalité, lorsque le type rouge montre son comportement conflictuel (+, –), il cherche à rester important coûte que coûte. L'excitation positive (+, +), avec ses défis ou ses challenges, devient une excitation négative dans les « explosions » bruyantes (+, –). Mais les deux approches, positive et négative, sont à la recherche de la même source. Ainsi, dans la position +, +, le type rouge se sent important en se lançant des défis (et il s'en lance tout au long de la journée), et dans le +, –, il devient important négativement en obtenant également de l'excitation en explosant et en faisant beaucoup de bruit. Le comportement conditionnel « +, + si je trouve une solution… et vite » le met sous tension permanente.

▶ Le orange : motivation +, + et conflit –, + ◀

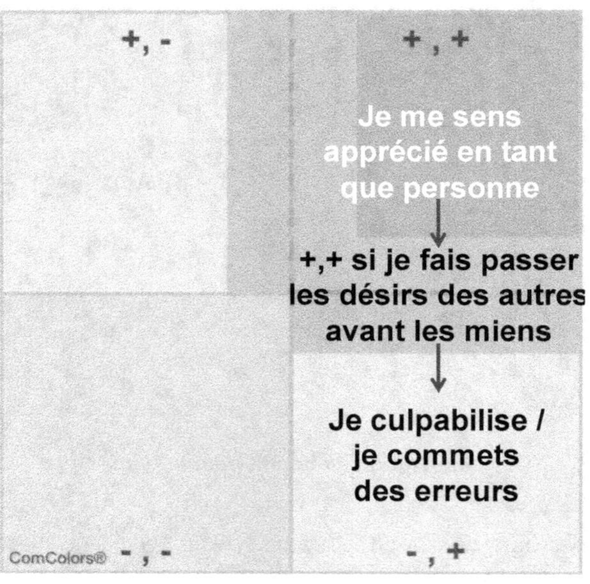

De la motivation au conflit pour le type orange

Ce qui motive (+, +) le type de personnalité orange, c'est d'être reconnu en tant que personne. Son inquiétude de ne pas être apprécié pour lui-même le pousse à faire passer les désirs des autres avant les siens (+, + si…). Mais lorsque, malgré ses efforts, il ne se sent toujours pas reconnu, il tente de combler négativement ce besoin en culpabilisant ou en commettant des erreurs qui vont lui attirer des reproches (+, –). Cette culpabilité lui permet de se placer toujours au centre de l'attention. Si jamais quelqu'un se montre mécontent, le type orange se dit tout de suite que c'est sa faute. À ses propres yeux, il est donc toujours au centre de l'attention. D'autre part, quand il n'est pas reconnu en tant que personne, il fait preuve de réactions excessives et d'une instabilité émotionnelle.

30

La confusion mentale engendrée l'amène à commettre des erreurs stupides qui lui attireront des reproches, le plaçant à nouveau au cœur de l'attention.

► Le jaune : motivation +, + et conflit +, – ◄

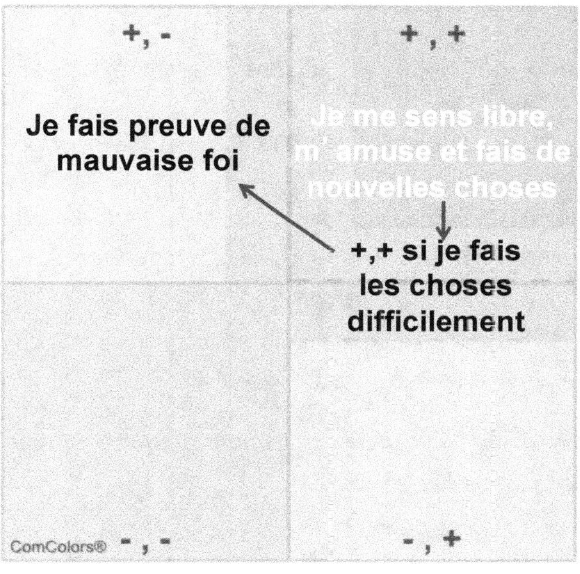

De la motivation au conflit pour le type jaune

Ce qui motive (+, +) le type de personnalité jaune, c'est de s'amuser en faisant ce qu'il a à faire, d'introduire des changements de rythme dans son activité, de créer de la nouveauté. Pour lutter contre sa peur d'être pris pour un « rigolo », le type jaune se met à faire les choses difficilement (+, + si…). Il souffle, il râle, afin de montrer qu'il « en met un coup ». Mais lorsqu'il ne peut vraiment pas vivre le côté positif de sa motivation, il fait preuve de mauvaise foi (+, –). Les excuses qu'il donne pour expliquer ses manquements peuvent être d'une telle fantaisie que, finalement, on comprend qu'il puisse s'amuser en les inventant. Il cherche donc à satisfaire négativement sa motivation.

Test : Quelle est la couleur de votre stress ?

Cette présentation simple et dynamique de chaque couleur de la personnalité doit vous permettre de reconnaître celles qui vous concernent le plus. Pour résumer ce que nous venons de voir et pouvoir déterminer votre circuit du stress, voici un test en quatre questions (une seule réponse possible). À vous de jouer !

1. En général, dans quelles conditions êtes-vous le plus enclin à passer à l'action ?

▌ Quand l'environnement est rassurant et me laisse la possibilité de prendre mon temps.

◆ Quand j'ai l'impression que mes convictions seront entendues.

▶ Quand je peux me frotter à l'imprévu et à la nouveauté.

▲ Quand il y a un défi à relever.

■ Quand je peux mettre en œuvre et faire reconnaître mes compétences.

● Quand je peux faire plaisir aux autres.

2. Quelle pression vous mettez-vous pour arriver à votre objectif ?

● Je ne dois pas entrer en conflit.

▌ Il me faut du temps pour y arriver.

■ Je ne dois pas faire d'erreurs.

▲ Je dois trouver la solution rapidement.

◆ Je mets la barre très haut.

▶ Il va falloir que je fasse des efforts démesurés.

3. Que faites-vous en cas de désaccord ?

■ J'ai tendance à faire des reproches aux autres.

▲ Je laisse éclater ma colère.

◆ J'impose mon point de vue.

▌ Je me mure dans le silence.

▶ Je me défends quitte à être de mauvaise foi.

● Je prends sur moi et je culpabilise.

4. Quand vous êtes stressé, que ressentez-vous ?

▲ Je serre les dents et je ressens des douleurs dans la nuque et le haut du dos.

◆ J'ai des bouffées d'angoisse.

● Je me sens au bord du malaise.

■ Je suis très tendu.

▶ J'ai l'impression d'avoir des enclumes aux pieds.

▮ Je deviens complètement insensible.

Tableau des correspondances

	Bleu (■)	Violet (◆)	Vert (▮)	Rouge (▲)	Orange (●)	Jaune (▶)
Question 1						
Question 2						
Question 3						
Question 4						

Le test que vous venez de faire vous a permis d'identifier deux ou trois couleurs correspondant aux différentes étapes de votre circuit de stress[1]. Ces indications vont vous orienter dans la consultation des chapitres de ce livre que vous pouvez lire de façon linéaire ou en suivant les pistes des couleurs dont vous relevez ou dont vos proches relèvent. L'important est de comprendre le mécanisme d'enchaînement du circuit de stress et les interactions entre les personnalités. La clé de votre stress et le moyen d'en réduire l'impact se trouvent dans les pages suivantes. Bonne découverte !

---

1. Pour en savoir plus sur votre profil ComColor®, vous pouvez consulter le site www.comcolors.com.

Chapitre 3

Un monde parfait 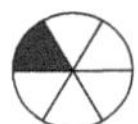

Le type de personnalité bleu est logique, compétent et structuré. Il est motivé par la recherche de structure et la reconnaissance de ses compétences. Mais pour se sentir compétent, il obéit à son comportement conditionnel qui l'incite à « devenir perfectionniste ». Bien entendu, en étant perfectionniste, il peut avoir la sensation de satisfaire sa motivation. Mais c'est oublier que dans la position de vie gagnant-gagnant, on s'accepte avec ses qualités et ses défauts. En refusant le moindre défaut, le type de personnalité bleu se soumet au stress de son comportement conditionnel.

▶ Je suis perfectionniste ◀

Si le stress d'un type de personnalité bleu est lié à son côté perfectionniste, c'est qu'il recherche la perfection dans tous les registres de sa vie. Il veut être parfait dans tous les domaines qui lui permettent de se sentir conforme :

▶ en tant que conjoint,

▶ en tant que conducteur (il a 12 points sur son permis de conduire),

▶ en tant que parent (il a des enfants bien élevés),

▶ en tant qu'employé,

▶ en tant que manager,

▶ en tant que bricoleur,

▶ au plan domestique (il tient bien sa maison),

▶ en tant que voisin (il évite de faire trop de bruit),

▶ quand il écrit (il a une écriture lisible et sans fautes d'orthographe),

▶ dans chaque tâche qu'on lui confie...

C'est une liste sans fin. Il suffit qu'une tâche paraisse importante à ses yeux pour qu'il cherche à l'accomplir parfaitement. Cette recherche de perfection le place dans une tension permanente. Il est tendu comme un arc : ce n'est pas une image, mais bien ce qu'il ressent physiquement ! Si vous avez déjà tiré à l'arc une fois dans votre vie, vous vous souvenez sûrement de la tension musculaire que vous avez ressentie juste avant de lâcher votre flèche. Cette tension est due au fait que l'on maintient l'arc tendu jusqu'à ce que l'on soit sûr de viser juste. Le type de personnalité bleu ressent cette tension en permanence puisque, n'étant pas certain de réaliser un tir parfait, il ne lâche pas sa flèche ! Ou bien, dès qu'il a lâché une flèche, il en prépare une autre, et ainsi de suite...

La recherche de la perfection est une quête sans fin, qui apporte de rares satisfactions et qui maintient le type de personnalité bleu dans le stress. Car c'est bien là l'origine de son stress. Rechercher la perfection en toute chose n'est pas réaliste car c'est une quête qui ne peut pas être satisfaite. Il se passera toujours quelque chose pour empêcher le type bleu de se sentir satisfait.

Pour bien comprendre le fonctionnement d'un type de personnalité bleu et la pression qu'il s'impose à lui-même, je vous propose de décrire quelques minutes de sa vie.

Bruno

Bruno s'est levé à 7 h 06, comme tous les jours. En descendant l'escalier après avoir pris sa douche et s'être habillé, il regarde sa montre : il est 7 h 19. Il a une minute de retard sur son programme ! Ce n'est pas grave, il peut se rattraper en enfilant tout de suite ses chaussures puisqu'elles se trouvent en bas de l'escalier. Il économise ainsi un aller-retour après le petit déjeuner. En se saisissant de ses chaussures, il découvre que son fils lui a laissé une trace de boue sur sa chaussure droite. La colère le

36

prend, mais il ne crie pas car sa plus jeune fille dort encore. Il enrage de voir son programme ainsi perturbé. Il brosse sa chaussure, mais malheureusement elle n'est toujours pas impeccable. Il décide alors de cirer ses chaussures – les deux, afin que personne ne remarque la différence. Il est en colère contre son fils et renonce à prendre son petit déjeuner parce que ce contretemps l'a mis en retard. Il est déjà 7 h 27 et il a prévu de se mettre au volant de sa voiture à 7 h 30...

Pour comprendre le stress du type de personnalité bleu, il est nécessaire de comprendre qu'il est sous tension permanente : il ne se détend vraiment que lorsqu'il s'endort. Dans la petite histoire que nous venons de raconter, Bruno a accumulé de nouvelles preuves de défaillance. Ces preuves ont renforcé sa croyance qu'il n'est pas parfait tel qu'il est. Ce qui permet de l'affirmer, c'est que Bruno a pris une décision après cette expérience : tout cela ne lui arrivera plus ; il s'arrangera désormais pour ranger ses chaussures de manière à ce que personne ne puisse les lui salir et il vérifiera leur état avant d'aller se coucher. Il optimise ainsi son organisation.

Si vous êtes de type bleu, ce que vous venez de lire vous semble normal. Si, en revanche, vous ne vous sentez pas concerné par la recherche de perfection, vous avez du mal à croire que certaines personnes puissent fonctionner de cette manière. Vu de l'extérieur, on pourrait croire que le type bleu vit dans une prison. Or la pression qu'il subit vient de l'intérieur et non de l'extérieur. Personne ne demande au type bleu d'atteindre la perfection en toutes choses. C'est pour lui un mode de fonctionnement normal et naturel qui dure depuis l'enfance (pour la couleur dominante) : il a fini par croire que sa réalité était partagée par tout le monde. Il se désole parfois en constatant que les autres ne sont pas comme lui et ne semblent pas concernés par la recherche de la qualité.

Revenons à la définition du stress de Hans Selye : « Le stress est la réponse non spécifique du corps à toute demande qui lui est faite. » Dans le cas du type bleu, la tension physique qu'il ressent n'est pas une réponse spécifique à la demande qui lui est faite. Cette tension ne le rend pas plus efficace, plus rapide ou plus performant. Il pourrait accomplir les mêmes tâches en étant détendu et il serait tout aussi efficace, rapide et performant. Cette tension est donc une manifestation de son stress. Et malheureusement, il la ressent pratiquement tout le temps. Néanmoins c'est une chance pour le type bleu de ressentir cette tension car, sinon, rien ne le pousserait à devenir réaliste et à réduire son stress.

► Le circuit du stress du type de personnalité bleu ◄

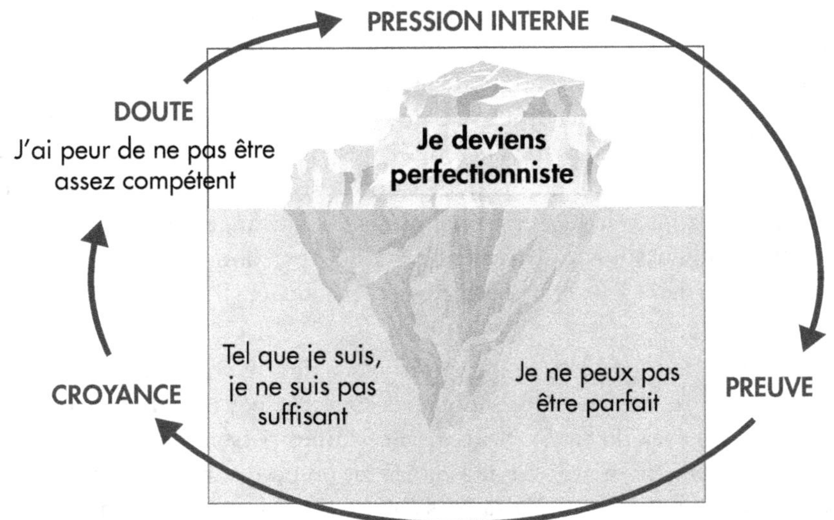

Imaginons que la croyance du type de personnalité bleu soit : « Tel que je suis, je ne suis pas suffisant. » C'est une croyance partagée par de nombreuses personnes, quel que soit leur type de personnalité. En réalité, la croyance en elle-même n'a pas beaucoup d'importance dans notre circuit du stress. Ce qui importe, c'est que la croyance que nous avons sur nous-mêmes soit négative. Si nous n'avions pas de croyance négative sur nous-mêmes, nous serions beaucoup moins sujets au stress. Cette croyance négative alimente une crainte : « J'ai peur de ne pas être assez compétent. » Nous voyons bien que ce doute est en lien avec la motivation du type bleu. Pour lutter contre ce doute, contre cette croyance négative, il devient perfectionniste et travaille très dur pour faire les choses parfaitement. Évidemment, le piège de son comportement conditionnel, c'est que la perfection n'existe pas. À chaque fois qu'il ne peut pas atteindre la perfection, il accumule les preuves selon lesquelles sa croyance est bien réelle : « Tel que je suis, je ne suis pas suffisant. » Ce qui est extraordinaire dans ce processus inconscient, c'est que toutes les preuves qui pourraient mettre en défaut la croyance sont écartées. Le circuit est ainsi verrouillé et résistant à toute épreuve. Prenons un exemple concret.

Marc

Marc est étudiant en faculté et prépare un examen. Comme il est de type bleu, il a une mauvaise opinion de lui-même malgré le travail considérable qu'il fournit pour réussir cet examen. Il obtient 18 sur 20, mais pour renforcer sa croyance, il en viendra à se faire ce genre de réflexions :

- « J'ai encore raté. Si j'avais été meilleur, j'aurai eu 20. »

- « Ça, c'est vraiment moi. À chaque fois, j'échoue devant le podium. »

- « Je n'ai pas assez travaillé. Il est normal que je n'aie pas réussi. »

Maintenant, imaginons que Marc ait obtenu 20 sur 20. Voici ce qu'il peut se dire pour que cette preuve ne vienne pas remettre en cause sa croyance négative sur lui-même :

- « J'ai eu de la chance. »

- « La moyenne de la classe est de 15. C'était donc une épreuve très facile. Mon 20 ne vaut pas grand-chose. »

- « Le prof a surnoté l'examen. »

- « Au fond de moi, je connais ma vraie valeur et je sais que je suis loin du compte. »

- « Le niveau de la classe est vraiment bas. Ma note aurait été beaucoup plus basse si j'aurais été dans une meilleure fac. »

Si vous n'êtes pas quelqu'un de perfectionniste ou de type bleu, vous lisez ces lignes en vous disant que vous ne voyez vraiment pas ce qu'il y a de stressant dans cette histoire, ou que vous ne comprenez pas pourquoi certaines personnes agissent de la sorte. Si vous êtes de type bleu, ce que je viens d'expliquer vous parle, mais vous êtes déjà en train de vous dire : « Si ne plus être stressé, c'est laisser tomber la qualité, alors non ! »

▶ Faire baisser la pression interne ◀

La méthode pour changer est très simple et doit être lente. Un changement brutal n'a aucune chance d'être durable. La raison en est simple : une personne de type bleu, perfectionniste, ne peut pas arrêter de viser la perfection du jour au lendemain. La seule raison qu'elle aurait de vouloir se soumettre à un changement brutal serait de prouver que cette démarche n'a aucun intérêt, afin de renforcer davantage sa croyance et sa conviction de ne surtout rien changer. Il faut donc y aller en douceur.

Antoine

De 25 à 33 ans, Antoine a été de couleur secondaire bleue. Il se rappelle très bien la tension interne qu'il a subie pendant cette période jusqu'à ce qu'il décide d'arrêter de se sentir aussi tendu. Voici ce qu'il a fait : il a décidé de porter un vêtement taché. Il est sorti travailler avec cette tache (pas trop visible, bien sûr) et y a pensé toute la journée, bien persuadé que tout le monde n'allait voir que ça. Mais personne ne lui a rien dit : la preuve qu'il a obtenue à la fin de la journée ne correspondait donc pas du tout à sa croyance. Il a fallu qu'il se rende à l'évidence : le niveau de perfection qu'il s'était imposé sur la propreté de ses vêtements n'était pas réaliste. Antoine se souvient de la soirée qu'il a passée ensuite, déncontenancé par le résultat de cette expérience. La pression issue de sa recherche de perfection n'était pas une pression externe, mais bien une pression interne. Jusque-là, il n'en était pas du tout conscient.

Lorsque je donne cet exemple en formation, les personnes de type bleu s'affolent : « Moi, j'en serai incapable ! » ; « Il est impossible que je fasse une chose pareille ! » ; « On est obligé de faire ça pour réduire son stress ? Parce que moi, je ne peux pas… », etc. Ces réactions sont intéressantes car elles montrent à quel point ce perfectionnisme est puissant. Il met en cause tout l'équilibre de la personne. Si sortir dans la rue avec un vêtement taché vous est trop difficile, alors il vous faut trouver quelque chose d'autre, qui vous pousse à abaisser votre niveau de perfection. Par exemple, une personne de type bleu m'a dit être « guérie » de son côté perfectionniste après avoir volontairement laissé traîner une miette de pain sur la table sans y toucher jusqu'au repas suivant…

Le type bleu veut être conforme aux codes sociaux, aux règles, aux convenances, et il finit par croire que ce cadre est la réalité à laquelle il doit se conformer. Pour lui, être propre signifie s'être lavé de la tête aux pieds, sans oublier les ongles, les oreilles… Être bien habillé signifie porter des vêtements propres et impeccablement repassés… sinon, il aura l'impression d'être en haillons, ce qui n'est absolument pas réaliste.

Ce premier exercice vers le changement est fondamental, mais il n'est pas suffisant, car pour faire baisser la pression interne, il faut répéter cet exercice jusqu'à ressentir une détente physique. La clé du changement pour réduire son stress n'est pas liée à l'intensité de l'exercice, mais à sa répétition. Ce n'est pas parce que je serai sorti avec une énorme tache sur mon vêtement que j'aurai fait baisser mon stress plus rapidement ou plus radicalement. Bien au contraire, pour qu'il y ait un changement, il faut que l'exercice soit acceptable pour la personne (taille et emplacement de la tache) et qu'il se répète. Une seule expérience ne pourra pas modifier un circuit du stress qui s'est mis en place il y a de nombreuses années. La première expérience est essentielle car elle apporte la première preuve, mais elle n'est pas suffisante.

Puisque vous accumulez des preuves qui renforcent vos croyances négatives depuis des années, il va vous falloir rassembler de nouvelles preuves pour vous ramener dans la réalité. Peu à peu, vous commencerez à vous détendre, à vous consacrer du temps sans culpabiliser, à vous asseoir dans le canapé sans penser que vos chaussures ne sont pas rangées dans le placard, à partager des moments de convivialité sans regarder votre montre…

À vous de jouer

Réduisez votre stress : travaux pratiques pour le type bleu
Choisissez tous les jours une tâche à effectuer, mais avant de commencer, posez-vous deux questions concernant :

1) Le niveau de qualité attendu : il est préférable de choisir une tâche qui vous est demandée par quelqu'un. Vous pourrez ainsi viser le niveau de qualité de l'autre et non le vôtre. Par principe, vous demanderez de définir le niveau de qualité attendu.

Exemple : Les invités arrivent dans une heure, il faut ranger l'entrée. Questions à poser :

▶ Veux-tu que ça ait l'air propre ou veux-tu un rangement en profondeur ? (Réponse possible : « Non, tu ranges vite fait parce qu'il y a plein d'autres choses à faire. »)

▶ Veux-tu que j'en profite pour passer l'aspirateur ? (Réponse possible : « Non, un coup de balayette suffira si c'est nécessaire. »)

▶ Je fais les poussières ? (Réponse possible : « Non, non, juste du rangement. »)

Ce questionnement est essentiel pour réussir l'exercice, car l'objectif est de savoir comment vous gérez cette situation.

2) Le temps passé : une fois que vous avez défini le niveau de qualité attendu, vous définirez le temps nécessaire pour réaliser cette tâche. C'est une question que la personne de type bleu se pose finalement assez rarement : elle commence une tâche et ne s'arrête que quand c'est parfait à ses yeux. Dans cet exercice, il est très important de définir le temps imparti. Dans notre exemple, on peut considérer qu'il faudra 6 minutes pour ranger l'entrée selon les critères précisés auparavant. Dans la mesure du possible, évitez de prendre 5 minutes (qui est l'expression courante : « J'en ai pour 5 minutes »). Définissez le temps réel : 4, 6 ou 7 minutes.

Le but de cet exercice est de pouvoir se féliciter d'avoir réalisé une tâche en respectant le niveau de qualité attendu et le temps passé. Vous ne mesurerez pas votre capacité à faire les choses parfaitement mais votre capacité à atteindre un objectif réaliste avec des critères précis de qualité et de temps. Si vous êtes allé au-delà de la qualité attendue, ou si vous avez dépassé le temps prévu, vous avez échoué.

Lancez-vous !

▶ Choisissez une tâche simple, sans enjeux importants ;

▶ Changez la mesure de votre performance qualité/temps ;

▶ Répétez l'exercice tous les jours jusqu'au moment où vous ressentirez un bien-être physique ;

▶ N'augmentez pas l'importance de la tâche à effectuer (c'est la répétition de l'exercice qui importe).

Pour optimiser cet exercice, je vous propose de choisir un créneau horaire dans la journée, par exemple de 14 h à 14 h 30 ou de 19 h 30 à 20 h. Choisissez celui qui vous convient le mieux et réalisez l'exercice pendant ce créneau horaire. Vous devez choisir une activité qu'il vous sera possible de faire pendant cette plage horaire, comme ranger votre bureau, écrire un mail, passer un coup de téléphone, passer la tondeuse, repasser, etc. L'intérêt de la plage horaire est d'être certain de faire l'exercice tous les jours. La tâche peut changer tous les jours, l'important étant de :

- choisir une tâche,
- définir les critères de qualité attendus,
- définir la durée nécessaire,
- se féliciter d'avoir réussi.

La satisfaction dépend bien de votre capacité à respecter le niveau de qualité attendu et le temps estimé. Elle n'a donc rien à voir avec la recherche de perfection.

Plan d'action

	Lundi	**Mardi**	**Mercredi**	**Jeudi**	**Vendredi**	**Samedi**	**Dimanche**
Horaire	14 h 00 14 h 30	14 h 00 14 h 30	14 h 00 14 h 30	14 h 00 14 h 30	14 h 00 14 h 30	14 h 00 14 h 30	14 h 00 14 h 30
Activité	Faire un tableau de synthèse	Envoyer un mail					
Qualité attendue	Liste des questions à poser	Liste des questions à poser					
Durée estimée	21 mn	7 mn					
Satisfaction (note sur 20)	Qualité : /20 Temps : /20	Qualité : /20 Temps : /20	Qualité : /20 Temps : /20	Qualité : /20 Temps : /20	Qualité : /20 Temps : /20	Qualité : /20 Temps : /20	Qualité : /20 Temps : /20

▶ Avec qui ça coince ? ◀

▶ La relation bleu/orange ◀

Comment le type bleu perçoit le type orange

Le type de personnalité bleu est agacé par le côté émotionnel et irrationnel du type de personnalité orange. En effet, lorsqu'il l'entend dire « Je ne le sens pas » ou qu'il a l'intuition que cela ne va pas aller, le type bleu n'est pas en mesure de comprendre. Il se demande ce que les émotions et les sentiments ont à voir avec le monde du travail. Il est très irrité d'avoir à discuter avec quelqu'un qui n'analyse pas les choses comme lui. Le problème, c'est qu'il a du mal à donner du crédit à ce que dit une personne de type orange. Ce qui est intéressant dans cette perception du type bleu, c'est qu'il n'arrive pas à expliquer pourquoi les intuitions du type orange sont souvent justes. Il arrive à reconnaître leur justesse, mais ne comprend pas leur explication.

Comment le type orange perçoit le type bleu

Le type de personnalité orange considère le type de personnalité bleu comme un vrai travailleur, très consciencieux, logique et rationnel, mais il a l'impression qu'il est voué corps et âme à son travail et qu'il en oublie les gens autour de lui. Pour le type orange, les émotions priment sur la logique : une entreprise est avant tout constituée de personnes et on ne peut donc pas faire l'impasse sur le ressenti des individus. Entre ces deux types de personnalité se crée un malaise.

Points de convergence et de vigilance

Ces types de personnalité sont complémentaires puisque le type bleu apporte son côté rationnel, logique, structuré, organisationnel et planificateur. Le type orange apporte les aspects relationnels, émotionnels et sensitifs de sa personnalité, dont on a également besoin dans une entreprise. Car on ne doit pas ignorer en effet que l'entreprise est composée d'individus qui travaillent ensemble.

Pour améliorer la communication bleu/orange

▶ Le type bleu doit consacrer du temps à échanger de façon informelle avec le type orange pour que celui-ci se sente apprécié dans la relation.

▶ Le type orange doit préciser ses affirmations afin que le type bleu se sente plus à l'aise.

▶ La relation bleu/rouge ◀

Comment le type bleu perçoit le type rouge

Le type de personnalité bleu a besoin de savoir où il va, tandis que le type rouge préfère improviser. Pour le type bleu, il est très stressant que le type rouge change ce qui était prévu sans qu'il ne comprenne pourquoi. Pour le type bleu, le type rouge est trop orienté sur le résultat obtenu et pas assez sur les différentes étapes qui vont permettre d'atteindre un objectif. Il ne sait jamais quelle route s'apprête à suivre le type rouge et ça l'exaspère. Le type bleu pense qu'on ne peut pas vraiment définir les critères de qualité attendus et que, quand bien même ils sont définis, le type rouge n'en tiendra pas compte. D'ailleurs, le type rouge n'est pas souvent en mesure d'expliquer comment s'y prendre, même si effectivement il apporte la preuve de ses réalisations – car il atteint ses objectifs.

Comment le type rouge perçoit le type bleu

Le type de personnalité rouge aime travailler avec le type bleu car il le trouve carré, clair et structuré ; il sait où il va. En revanche, le type rouge est gêné par le fait que le type bleu passe trop de temps à discuter des façons de s'y prendre au lieu de passer à l'action. Il n'aime pas passer des heures à discuter du comment et du pourquoi. Il ne s'embarrasse pas de savoir quelles sont les étapes et les exigences à respecter… Il pense que le type bleu devrait apprendre à se détendre un peu. Au final, le type rouge fait ce qui lui plaît et le type bleu n'est pas pour lui une source de stress.

Points de convergence et de vigilance

Ces deux types de personnalité ont en commun d'être dans l'action, c'est-à-dire fortement engagés dans la réalisation des objectifs. Le type de personnalité bleu est orienté sur le travail, la qualité, l'organisation, tandis que le type de personnalité rouge est plutôt dans l'action pure. Ils ont aussi un mode de fonctionnement complémentaire car, lorsqu'ils travaillent ensemble, il y en a un qui planifie, structure alors que l'autre fait avancer les choses. Des frictions peuvent apparaître lorsque le type bleu aimerait réfléchir à la manière de faire les choses alors que le type rouge souhaiterait faire comme il le veut. Néanmoins, ces deux personnalités fonctionnent bien ensemble.

Pour améliorer la communication bleu/rouge

▶ Le type bleu doit essayer de ne pas tout contrôler et accepter que le type rouge fasse les choses à l'instinct.

▶ Le type rouge donne plus de repères au type bleu et entre davantage dans les aspects de planification et d'organisation avec lui.

▶ La relation bleu/vert ◀

Comment le type bleu perçoit le type vert

Le type de personnalité bleu est gêné par le manque de réactivité et de rapidité du type vert. Il a l'impression de s'échiner pour obtenir des réponses : soit il obtient l'information immédiatement, soit il doit le relancer plusieurs fois. Il trouve pénible cet aspect de la personnalité du type vert même s'il apprécie sa bonne volonté. Il ne comprend pas pourquoi le type vert n'avance pas de façon linéaire : il lui faut beaucoup de temps au début d'un projet pour réfléchir. En revanche, une fois lancé, le travail avance très rapidement. Le type bleu a du mal à comprendre quel est le déclic qui mettra le type vert en action.

46

Comment le type vert perçoit le type bleu

Le type de personnalité vert aime bien le fonctionnement du type de personnalité bleu parce qu'il n'est pas pour lui une source de stress. Le type bleu pose un cadre, apporte de la structure, organise tout à l'avance, ce qui convient au type vert. Le côté perfectionniste du type bleu n'envahit pas le type vert. Ces deux profils se comprennent : ils sont tout deux orientés vers l'objectif.

Points de convergence et de vigilance

Ces deux profils sont tous deux orientés vers l'objectif et ont tendance à se retrouver sur ce qu'il y a à faire. Ils peuvent travailler en binôme car ils sont complémentaires : le type bleu apporte le cadre et la structure qui permettent au type vert de s'activer ; le type vert permet au type bleu de prendre du recul par rapport à son activité.

Pour améliorer la communication bleu/vert

▶ Le type bleu doit laisser du temps au type vert pour répondre à ses questions, sans oublier cependant de lui donner une date butoir.

▶ Le type vert doit veiller à répondre aux questions du type bleu assez rapidement et respecter les horaires prévus.

▶ La relation bleu/jaune ◀

Comment le type bleu perçoit le type jaune

Pour le type de personnalité bleu, le type jaune n'est pas assez sérieux : il fait toujours de l'humour au mauvais moment. Le type bleu apprécie l'humour, mais à point nommé et à petite dose. Sinon, il n'arrive plus à se concentrer. Souvent, le type bleu a l'impression que le type jaune ne souhaite pas travailler puisqu'il s'échappe régulièrement des cadres contraignants. Le fait que le type jaune arrive à produire autant en si peu de temps et avec si peu d'organisation échappe complètement au type bleu. Il ne comprend pas non plus comment on peut tout prendre à la légère, surtout dans le cadre du travail. Il a pourtant remarqué qu'en faisant de l'humour avec un type de personnalité jaune, les relations s'améliorent et le travail avance plus vite.

Comment le type jaune perçoit le type bleu

Le type de personnalité jaune est irrité par le côté très structuré du type bleu. Il constate que son côté rigoureux s'intensifie lorsqu'il est sous pression : sa voix devient sérieuse et froide, comme s'il parlait à un ordinateur. Le type jaune a l'impression que le type bleu est dépourvu d'humour alors que pour lui, il est possible de lier décontraction et travail. Il se sent enfermé lorsque tout est prévu et sans surprise. Le type jaune pousse souvent le type bleu à sortir du cadre pour lui montrer qu'un monde existe en dehors du planning. Cela permet au type jaune de respirer un peu et de supporter les réunions de travail qui lui semblent interminables.

Points de convergence et de vigilance

Ces deux types de personnalité peuvent avoir du mal à s'entendre, non pas sur le fond, mais sur la forme. Pourtant, ils sont parfaitement complémentaires. Le type bleu structure et organise le travail alors que le type jaune, qui en a horreur, est ravi de ne pas s'en charger. Cependant, celui-ci n'aime pas se sentir enfermé dans un cadre trop structuré. Il a besoin de pouvoir faire les choses comme bon lui semble et à son rythme. Il travaille d'ailleurs très vite dans ces conditions. Le type bleu ne comprend pas comment on peut travailler si rapidement avec si peu d'organisation, car pour lui, l'organisation est à la base de son efficacité. À l'inverse, trop d'organisation démotive le type jaune ; il est tout à fait capable de travailler sur des sujets nouveaux et dans des environnements aux contours flous.

> ### Pour améliorer la communication bleu/jaune
>
> ▶ Le type bleu doit laisser le type jaune sortir du cadre et faire les choses à sa façon.
>
> ▶ Le type jaune doit être attentif et à l'écoute du type bleu quand il planifie et organise le travail.

▶ La relation bleu/violet ◀

Comme le type bleu perçoit le type violet

Pour le type de personnalité bleu, il est très agréable de travailler avec le type de personnalité violet car, comme lui, il a un niveau d'exigence élevé. Cela conforte le type bleu dans son idée de faire toujours mieux. Cependant, cette exigence renforce le perfectionnisme du type bleu, ce qui a pour conséquence d'augmenter son stress : il travaille davantage et devient encore plus perfectionniste ; il n'arrive plus à s'arrêter de travailler et retarde sans cesse les moments de détente et de repos. De plus, comme le type violet fait peu de compliments sur le travail du type bleu (il considère tout cela normal), celui-ci a tendance à travailler encore plus, car il a l'impression que ce qu'il fait n'est pas suffisant.

Comment le type violet perçoit le type bleu

Le type de personnalité violet apprécie le type de personnalité bleu, car travailler ensemble lui paraît globalement confortable. Le côté perfectionniste du type bleu, son exigence et la qualité de son travail, le rassurent. En revanche, ce qui peut stresser le type violet, c'est que le perfectionnisme du type bleu l'incite à être encore plus exigeant vis-à-vis de lui-même. Il lui devient alors difficile de se détendre.

Points de convergence et de vigilance

Les modes de fonctionnement de ces deux personnalités s'accordent plutôt bien. Ils sont assez semblables, ce qui simplifie le travail en commun. Ce qui peut provoquer du stress, c'est que leurs comportements conditionnels naturels se renforcent mutuellement et les incitent à viser la qualité maximale, c'est-à-dire à se focaliser sur un niveau de qualité toujours plus élevé. D'ailleurs, dans un groupe, ils peuvent avoir tendance à l'imposer aux autres, autrement dit à mettre la barre trop haut.

Pour améliorer la communication bleu/violet

▶ Le type bleu doit prendre en compte l'avis du type violet sur les sujets qui le concernent.

▶ Le type violet doit reconnaître les compétences et la qualité du travail du type bleu, même s'il est payé pour ça.

Chapitre 4

En quête de légitimité 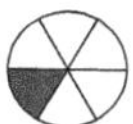

Le type de personnalité violet est attaché à son système de valeurs, qui représente pour lui un cadre sécurisant. Son stress est lié au niveau d'exigence qu'il s'impose (son comportement conditionnel est « je fais preuve d'un haut niveau d'exigence »). À la différence du comportement conditionnel du type de personnalité bleu, son exigence n'est pas forcément liée à la recherche de perfection et ne porte pas sur tous les aspects de sa vie. En réalité, elle ne s'exprime que sur les choses qui lui paraissent importantes en fonction de son système de valeurs. Il n'est donc pas possible de généraliser le niveau d'exigence d'un type de personnalité violet puisqu'il est différent d'une personne à l'autre. De la même manière, la recherche de la perfection n'est pas non plus une caractéristique du type de personnalité violet.

► L'exigence de mon système de valeurs ◄

Un type de personnalité violet ne s'impose pas la perfection dans tous les domaines, mais principalement dans ceux qui font sens pour lui. Il s'attache souvent à être :

▶ un bon parent (il est capable de payer les études de ses enfants) ;

▶ un bon conjoint (il est fidèle mais également capable de nourrir toute sa famille) ;

▶ un bon employé (il arrive à l'heure et respecte les règles) ;

▶ un bon manager (il se fait un devoir d'arriver le premier sur son lieu de travail et d'en repartir le dernier).

Il recherche souvent la sécurité pour lui-même et pour ses proches dans les domaines suivants :

▶ l'argent : il met de l'argent de côté au cas où, et n'y touche pas, car cela le mettrait selon lui en insécurité. Il crée une autre réserve d'argent à laquelle il a également du mal à toucher. Il constitue alors une troisième réserve d'argent, qui sera cette fois bien disponible si besoin ;

▶ il a souvent des objets en double au cas où : il peut posséder deux lave-linge, deux costumes identiques, deux voitures, deux ordinateurs…

▶ il achète plutôt des marques qui ont fait leurs preuves.

Attention, gardez à l'esprit que ces domaines d'exigence sont propres à chaque type de personnalité violet. Tout dépend de son système de valeurs. Prenons un exemple.

Jean

Jean est manager. La langue française est très importante à ses yeux. Il ne se pardonne pas une faute d'accord ou une mauvaise liaison (par exemple « trop important » prononcé « trop zimportant »). Lorsqu'un de ses collaborateurs commet ce type d'erreur, il le reprend car il ne supporterait pas qu'on puisse lui faire remarquer que certains de ses collaborateurs ne parlent pas un français correct. À ses yeux, ce type de remarque remettrait en cause sa légitimité de manager. Il a donc un niveau d'exigence élevé sur ce point avec les personnes dont il a la responsabilité.

Évidemment, si la langue française n'est pas un sujet important pour une autre personne de type violet, celle-ci n'aura aucune exigence sur ce sujet, ni vis-à-vis d'elle-même ni vis-à-vis des autres.

Le type de personnalité violet ne ressent pas de tension physique comme le type bleu, mais de nombreux témoignages parlent de bouffées d'angoisse. Elles peuvent être de courte durée et peu fréquentes, mais présentes tout au long de la journée. Évidemment, elles sont liées aux inquiétudes sur sa capacité à faire face à un problème, à une relation difficile, etc. Le type violet ressent une angoisse plus ou moins forte selon son degré d'inquiétude et la gravité du problème rencontré par rapport à son système de valeurs. Il peut avoir l'impression de perdre pied pendant quelques secondes, comme s'il ratait une marche (niveau faible). Il peut aussi ressentir cette angoisse du matin au soir (niveau fort) et consulter son médecin pour la traiter (celui-ci conseillera de prendre des médicaments ou de consulter un psychologue). Attention, toutes les personnes de type violet ne sont pas sujettes à des angoisses perpétuelles. Certaines se reconnaissent dans le mécanisme du stress du type violet mais ne ressentent pas les sensations physiques que nous venons de décrire.

▶ Le circuit du stress du type de personnalité violet ◀

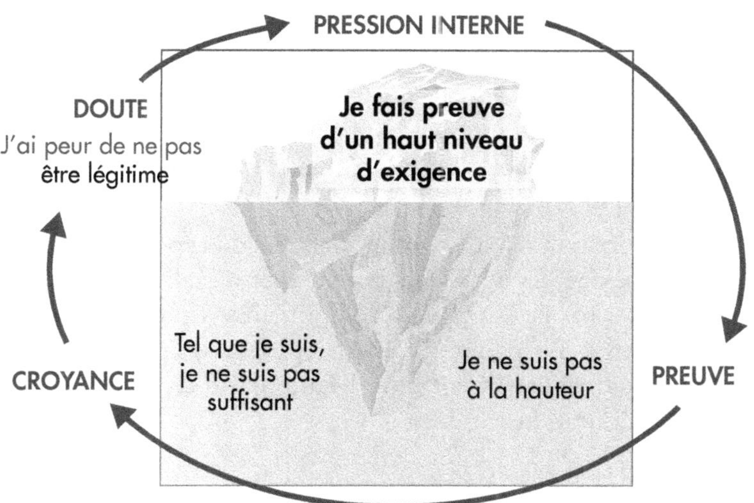

Nous l'avons déjà dit, nos croyances négatives sont nombreuses et variées. La croyance négative du type violet est celle que nous retrouvons chez tout le monde : « Tel que je suis, je ne suis pas suffisant. » Mais chez lui, cette croyance alimente la crainte suivante : « J'ai peur de ne pas être légitime. » Ce doute revient fréquemment dans son esprit et engendre une inquiétude quasi permanente sur les thèmes qui incarnent son système de valeurs. Par exemple : la propreté de la voiture, la gestion de l'argent, la scolarité des enfants, etc. Pour lutter contre ses croyances négatives et répondre à son inquiétude, le type violet s'impose un niveau d'exigence élevé. Prenons un exemple concret.

Clémence

Clémence anime régulièrement des conférences sur Paris. Elle ne prend jamais le train alors qu'il lui serait très facile de le faire. Elle utilise sa voiture et, pour être certaine de ne pas être en retard, elle part à 4 h 30 du matin pour une conférence qui débute à 9 heures. Elle évite ainsi tout risque de bouchon, tout retard éventuel. Elle gare sa voiture devant la salle de conférence et passe le restant de la nuit dans sa voiture. Si elle prend sa voiture, c'est pour emporter tout en double au cas où son matériel tomberait en panne : deux ordinateurs, deux vidéoprojecteurs, des câbles et des enceintes en double... Ainsi, elle se sent prête à faire face à toutes les éventualités.

Toutes ces sécurités sont là pour rassurer Clémence et pour lui permettre de se sentir légitime en tant que conférencière. Mais comme pour le type bleu, ce niveau d'exigence n'est pas réaliste : que ferait-elle si ses conférences étaient quotidiennes ?

Pour comprendre tout à fait le circuit du stress du type violet, il faut examiner ce qu'il exige des autres. Le type de personnalité violet se focalise sur ce qui ne va pas et fait peu de compliments. Il agit ainsi pour faire grandir les autres. S'il pointe du doigt les erreurs, c'est pour permettre aux autres de s'améliorer. On trouve beaucoup de types de personnalité violets dans l'Éducation nationale.

Arnaud

Arnaud est professeur. S'il souligne en rouge toutes les fautes et les incompréhensions dans une copie, c'est pour que l'élève s'améliore. Il est donc mû par une volonté très positive à souligner ce qui ne va pas. En revanche, il ne dit pas quand il estime que c'est bien car, pour lui, cela signifierait que c'est parfait. En général, pour qu'il attribue un 20/20 à une copie, il faut que le niveau de la copie dépasse le niveau attendu. Il faudrait qu'un élève de troisième rende une copie digne d'un bon élève de terminale. En somme, Arnaud se dit : « Si je mets 20/20 à cet élève,

54

il n'a plus de marge de progression. Il risque de se reposer sur ses lauriers et ne plus travailler. »

En comprenant comment le type violet agit avec les autres, nous comprenons comment il agit avec lui-même. Ce qui renforce le stress du type violet, c'est de placer la barre toujours plus haut. Lorsqu'il a réussi quelque chose, il se dit immédiatement qu'il fera mieux la prochaine fois. C'est une histoire sans fin car il ne prend pas le temps de valoriser ses réussites à ses propres yeux. Il n'arrive jamais à atteindre le sentiment de sécurité qu'il recherche. Le type de personnalité violet n'est pas forcément conscient d'agir ainsi ; il est pris dans un jeu de dupes.

André

André s'est lancé dans le métier du coaching et de la formation. À ce jour, il n'est pas du tout satisfait du chiffre d'affaires qu'il a réalisé en un an. Il porte un regard très critique sur ses résultats et a du mal à ne pas penser qu'il a échoué. Il prend rendez-vous avec son banquier pour faire le point. Celui-ci le félicite pour ses bons résultats. Il se rend alors compte qu'il a réalisé un chiffre d'affaires deux fois supérieur à celui qu'il pensait atteindre. Mais ces félicitations enthousiastes ne changent absolument pas sa perception de la situation : il n'est toujours pas satisfait de lui-même et de ses résultats.

Dans cet exemple, nous voyons clairement qu'André n'est pas dans la réalité mais dans le monde irréel de son comportement conditionnel. Comme pour le type bleu, les preuves de sa réussite n'ont aucune valeur à ses yeux. C'est la clé de voûte de son circuit du stress : si André pouvait apprécier sa réussite, il ne serait pas sous stress. Mais évidemment, son circuit du stress est bien installé et les preuves qui pourraient le remettre en cause sont soigneusement écartées de sa conscience ou réévaluées de manière à ce que rien ne change. Il ne profite pas de sa réussite et place le curseur immédiatement plus haut. Il renforce ainsi son niveau d'exigence, et donc son stress. En effet, le type violet, qui est souvent à la recherche de la justice et de la vérité, ne s'en soucie pas pour lui-même. Plus il s'approche de l'objectif qu'il s'est fixé, plus il modifie les critères d'évaluation de sa réussite. Il poursuit ainsi une quête sans fin qui ne lui permet pas de se sentir satisfait.

▶ Faire baisser la pression interne ◀

Pour sortir de son stress, le type violet doit apprendre à modifier les preuves négatives et à les remplacer par des preuves positives. En mettant en place un cercle vertueux, il peut sortir du circuit du stress et revenir dans la réalité. Il doit donc passer des contrats clairs avec lui-même. La raison pour laquelle il ne profite pas de ses réussites, c'est que le contrat est biaisé au départ. Pour qu'un objectif soit motivant, il doit être réaliste, réalisable, mesurable et limité dans le temps.

Sophie

Sophie fait de la course à pied. Cette activité lui permet de pouvoir passer un contrat clair avec elle-même :

● Sachant que je cours 10 kilomètres en 55 minutes, est-ce que descendre à 50 minutes est réaliste ? Dans mon club, y a-t-il des personnes qui ont déjà réussi à améliorer leur temps comme je souhaite le faire ? Si oui, alors c'est un objectif réaliste et motivant. Sinon, il faut revoir l'objectif pour le rendre réaliste tout en étant suffisamment « challengeant » pour être motivant.

● Est-ce que descendre à 50 minutes est atteignable et réalisable ? Vais-je avoir assez de temps pour m'entraîner, réaliser le programme de l'entraîneur et pratiquer ce sport ? Si oui, tout va bien ; sinon, il faut négocier du temps en plus pour y arriver.

● Est-ce mesurable ? Oui, à n'en pas douter.

● Quelle est la date butoir pour atteindre mon objectif ? La date butoir est nécessaire, mais un délai trop court augmentera encore le niveau d'exigence. Il est donc important que le délai soit motivant mais confortable.

Une fois le contrat fixé, il n'y a aucune raison que Sophie n'y arrive pas. C'est une question de travail et de temps.

Encore faut-il savoir célébrer sa réussite, ce que le type violet a beaucoup de mal à faire. Or c'est un très bon moyen de faire baisser son niveau de stress : célébrer, c'est valoriser ce qui a été fait dans le but de renforcer la confiance en soi. À chaque fois que l'on fête une réussite, on ancre un peu plus profondément en soi le sentiment de réussite et on consolide les bases de sa propre valeur. On prend acte d'avoir acquis une nouvelle compétence, d'avoir pris plus d'assurance, d'avoir franchi une étape ou d'avoir renforcé nos bases (c'est comme cela que les enfants acquièrent de la confiance en eux). En ne célébrant pas et en passant d'une réussite à une autre sans prendre le temps de les valoriser, le type de personnalité violet renforce son système de croyances, et donc son stress.

Le complexe de l'imposteur est le résultat typique de la dynamique du type violet. Il est très fréquent que des personnes qui accèdent à un poste à responsabilité se disent : « Jusqu'ici, j'ai réussi à faire illusion. On m'a fait confiance car les autres n'ont pas vu mes incompétences. Mais maintenant que je suis à ce nouveau poste, tout le monde va voir que je suis un imposteur ! » Leur inquiétude est grande et ne diminue pas avec les années, car chaque nouveau poste vient augmenter leur niveau d'exigence. Le circuit de leur stress entretient sans cesse leur doute quant à leurs propres capacités.

Nous l'avons dit, pour réduire le stress, il faut accumuler des preuves qui modifient les croyances. Pour le type de personnalité violet – dont les croyances sont très fortes puisqu'elles sont guidées par son système de valeurs –, il va falloir accompagner ce changement encore plus progressivement que pour les autres types de personnalité. Notre exemple de la course à pied explique bien la marche à suivre. Et pour que le stress s'amenuise réellement, il est nécessaire d'agir tous les jours.

À vous de jouer

Réduisez votre stress : travaux pratiques pour le type violet
Chaque jour, fixez-vous un objectif réaliste, réalisable, limité dans le temps et mesurable. La clé de votre changement se trouve dans l'évaluation de votre travail. Si vous êtes du type violet, vous savez en général très bien juger des situations, sauf quand cela concerne vos objectifs. Il faut donc faire preuve d'honnêteté dans la définition de votre objectif, mais surtout dans la façon dont vous serez satisfait de votre travail. Il est essentiel que vous décriviez votre objectif et la façon dont vous célébrerez sa réussite.

Une fois l'objectif atteint, vous devez contrôler que les critères qui ont été définis au départ ont été respectés pour mesurer le travail accompli. Si c'est bien le cas, c'est le moment de prendre quelques instants pour savourer votre réussite...

Le lendemain, recommencez, jusqu'à ce que vous sentiez que votre stress commence à diminuer. Attention, l'erreur à ne pas commettre serait de faire monter le niveau d'importance de l'objectif choisi, un peu comme si vous ne trouviez un sens dans cet exercice qu'en augmentant l'enjeu ou la difficulté de la tâche au fur et à mesure ! Le but de ces travaux pratiques est d'accumuler les preuves positives de réussite, pas de faire monter la pression d'une autre manière (ce serait une excellente façon de saboter l'exercice !).

▶ Avec qui ça coince ? ◀

▶ La relation violet/jaune ◀

Comment le type violet perçoit le type jaune

Le type de personnalité violet trouve que le type de personnalité jaune manque de sérieux. Lorsque le type violet soumet son avis à un groupe de personnes, le type jaune peut fait rire tout le monde, comme s'il ne se sentait pas concerné. De plus, le type violet a l'impression que le type jaune le fait exprès, que plus le sujet est important à ses yeux, plus il cherche à le déstabiliser. Pour le type violet, ce sont des sujets essentiels ; il estime qu'on ne peut pas tout prendre à la légère comme le fait si bien le type jaune, en particulier dans le travail. Le seul moyen que trouve le type violet pour que le type jaune participe activement à des réunions, c'est de faire de l'humour avec lui. Mais il s'en désole...

Comment le type jaune perçoit le type violet

Le type de personnalité violet fatigue le type de personnalité jaune par son côté trop sérieux. Le type jaune a l'impression que le type violet est toujours en train de chercher la petite bête. Pire, lorsque le type violet est sous pression, il n'y a pas moyen de rire ou de se détendre. Pourtant le type jaune essaie de détendre l'atmosphère en faisant de l'humour. Mais plus il fait de l'humour, plus le type violet semble se crisper. C'est extrêmement pénible pour le type jaune. Au final, le type violet finit par ennuyer le type jaune avec ses histoires trop sérieuses et, par conséquent, celui-ci s'amuse à le taquiner. Bien évidemment, le type violet réplique au quart de tour… Mais pour le type jaune, si l'on pouvait se détendre avec un peu d'humour, les réunions de travail seraient nettement plus productives.

Points de convergence et de vigilance

Ces deux types de personnalité peuvent avoir du mal à s'entendre, non pas sur le fond, mais sur la forme. Pourtant, ils sont vraiment complémentaires. Prenons l'exemple des dirigeants de start-up. *A priori*, ces entrepreneurs sont du type jaune. Dans leurs sociétés, le style est décontracté, le champ des possibles est large et la nouveauté fait partie des conditions de réussite. Pour autant, s'il y avait un peu plus de personnes de type violet à la direction financière, le nombre de dépôts de bilan serait beaucoup plus faible. Car le type violet sait mettre en garde ses collaborateurs contre les dérives dangereuses pour l'avenir. À l'inverse, dans les sociétés où la prise de risque est presque nulle, dirigées par des personnes de type violet, il est nécessaire que des personnes de type jaune viennent apporter de la nouveauté. Sinon, à ne vouloir faire que des choses qui ont fait leurs preuves, on finit par se faire dépasser par la concurrence…

> ### Pour améliorer la communication violet/jaune
>
> ▶ Le type jaune doit prendre le temps d'écouter l'avis du type violet et ne pas parler à la légère des sujets importants pour lui.
>
> ▶ Le type violet doit accepter que l'humour et la légèreté du type jaune ne soient pas un manque de professionnalisme mais juste une manière d'être différente.

▶ La relation violet/orange ◀

Comment le type violet perçoit le type orange

Le type violet considère le type orange comme quelqu'un de très sensible qui prend la moindre remarque comme une attaque personnelle : même si le type orange ne réplique rien, le type violet remarque bien que quelque chose ne va pas. Le type violet n'apprécie pas que le type orange pose des questions sur sa vie personnelle : cela ne regarde que lui et c'est une perte de temps. Il ne comprend pas pourquoi le type orange veut toujours arranger tout le monde, il ne saisit pas ce qu'il pense vraiment : si on est d'accord avec tout le monde, c'est qu'on n'a pas de convictions et c'est un comportement qui n'est pas rassurant pour un type violet. De plus, le fait que le type orange accepte tous les travaux qu'on lui demande de faire est une erreur, selon le type violet, car le surplus de travail n'aide pas à l'efficacité et au travail bien fait : lorsqu'on s'engage à faire quelque chose, on doit veiller à l'accomplir correctement.

Comment le type orange perçoit le type violet

Le type orange ne comprend pas le côté entêté du type violet. Pour lui, il est fatigant de toujours vouloir avoir raison. Les choses empirent lorsque le type violet est sous pression, comme si tous les sujets étaient de haute importance. Le type orange essaie de discuter pour détendre l'atmosphère, mais si ce n'est pas pour parler de travail, le type violet n'est pas intéressé par la discussion. Or, pour le type orange, on ne peut pas toujours parler de travail, il y a des choses plus importantes. Il lui est difficile d'obtenir la confiance du type violet, comme si ce dernier ne se laissait pas approcher. L'exigence de qualité du type violet met le type orange sous pression, il a l'impression que le type violet n'est jamais satisfait puisque tout ce qu'il relève, ce sont les erreurs. Cela atteint sa confiance et suscite de l'inquiétude lorsqu'il travaille avec le type violet — ce qui le conduit à faire des erreurs.

Points de convergence et de vigilance

Ces deux types de personnalité sont complémentaires à partir du moment où chacun prend en compte les besoins de l'autre. À eux deux, ils forment une sorte de famille : d'un côté le type violet, exigeant, qui pose les règles et les limites ; de l'autre côté, le type orange, qui prend soin des personnes. Symboliquement, c'est le père et la mère. C'est un binôme qui fonctionne en général assez bien : le type orange met de l'eau dans son vin et atténue le côté entêté du type violet ; le type violet apporte la fermeté qui peut manquer au type orange.

Pour améliorer la communication violet/orange

▶ Le type violet doit prendre en compte la relation pour que le type orange se sente à l'aise et puisse donner le meilleur de lui-même.

▶ Le type orange doit prendre en compte l'avis du type violet sur les sujets qui le concernent.

▶ La relation violet/rouge ◀

Comment le type violet perçoit le type rouge

Ce qui stresse le type de personnalité violet à propos du type de personnalité rouge, c'est qu'il va trop vite. Le type rouge est tellement intéressé par le résultat qu'il ne fait pas assez attention à la manière d'y arriver, en particulier en matière d'éthique. D'ailleurs, ce qui pose problème au type violet, c'est que le type rouge ne s'intéresse pas assez au sens des choses, comme s'il ne connectait pas ses actions à leur signification. Pour le type violet, le type rouge ne va pas au bout de ses convictions change d'avis trop rapidement pour être fiable. Ce qui l'irrite beaucoup, c'est quand le type rouge le met devant le fait accompli, c'est-à-dire quand il réalise et met en œuvre des solutions sans avoir demandé l'avis de personne. Cela dit, le type rouge est capable de résoudre des problèmes qui semblent insolubles.

Comment le type rouge perçoit le type violet

Ce qui stresse le type de personnalité rouge dans le fonctionnement du type de personnalité violet, c'est qu'il essaie toujours de convaincre que sa solution est la meilleure alors que, pendant ce temps, personne n'avance.

Le type rouge se moque d'avoir raison : ce qui compte pour lui, c'est que les choses avancent. Le type violet est trop à cheval sur les règles, les lois, l'éthique ; alors que pour le type rouge, les règles sont faites pour donner un cadre, non pour être respectées à la lettre. Cependant, le type violet est quelqu'un de fiable pour le type rouge.

Points de convergence et de vigilance

Ces deux types de personnalité sont complémentaires à partir du moment où chacun prend en compte les besoins de l'autre. Le type violet pose le cadre, les règles, définit le sens des projets ; le type rouge fonce pour faire avancer les choses. Une fois le cadre défini, le type rouge démontre une forte capacité à mettre en œuvre des solutions. En revanche, les tensions peuvent être nombreuses entre ces deux personnalités. Le type violet supporte mal le manque de respect des règles : le type rouge lui paraît jouer avec les limites et ne pas faire assez attention à l'éthique dans laquelle s'inscrivent ses actions. Quant au type rouge, il est exaspéré par ce besoin de rappeler la règle, de devoir donner du sens à chaque action, et par ces discussions interminables qui ne font pas avancer les choses. Pour lui, c'est une perte de temps.

> ## Pour améliorer la communication violet/rouge
>
> ▶ Le type violet doit laisser carte blanche au type rouge pour mettre en œuvre les projets.
>
> ▶ Le type rouge doit tenir compte de l'avis du type violet sur les sujets qui le concernent.

▶ La relation violet/bleu ◀

Comment le type violet perçoit le type bleu

Le type de personnalité violet apprécie le type de personnalité bleu, car travailler ensemble lui paraît globalement confortable. Le côté perfectionniste du type bleu, son exigence, la qualité de son travail, le rassurent. En revanche, ce qui peut stresser le type violet, c'est que le perfectionnisme du type bleu l'incite à être encore plus exigeant vis-à-vis de lui-même. Il lui devient alors difficile de se détendre.

Comme le type bleu perçoit le type violet

Pour le type de personnalité bleu, il est très agréable de travailler avec le type de personnalité violet qui a, comme lui, un niveau d'exigence élevé. Cela conforte le type bleu dans son idée de faire toujours mieux. Cependant, cette exigence renforce le perfectionnisme du type bleu, ce qui a pour conséquence d'augmenter son stress : il travaille davantage et devient encore plus perfectionniste ; il n'arrive plus à s'arrêter de travailler et retarde sans cesse les moments de détente et de repos. De plus, comme le type violet fait peu de compliments sur le travail du type bleu (il considère tout cela normal), celui-ci a tendance à travailler encore plus, car il a l'impression que ce qu'il fait n'est pas suffisant.

Points de convergence et de vigilance

Les modes de fonctionnement de ces deux personnalités s'accordent plutôt bien. Ils sont assez semblables, ce qui simplifie le travail en commun. Ce qui peut provoquer du stress, c'est que leurs comportements conditionnels naturels se renforcent mutuellement et les incitent à viser la qualité maximale, c'est-à-dire à se focaliser sur un niveau de qualité toujours plus élevé. D'ailleurs, dans un groupe, ils peuvent avoir tendance à l'imposer aux autres, autrement dit à mettre la barre trop haut.

Pour améliorer la communication violet/bleu

▶ Le type violet doit reconnaître les compétences et la qualité du travail du type bleu, même s'il est payé pour ça.

▶ Le type bleu doit prendre en compte l'avis du type violet sur les sujets qui le concernent.

► La relation violet/vert ◄

Comment le type violet perçoit le type vert

Le manque de réactivité du type de personnalité vert stresse le type de personnalité violet. Il a l'impression que le type vert n'est pas impliqué dans son travail, qu'il faut toujours attendre pour obtenir de lui une réponse. Le type violet sait que le type vert a besoin de réfléchir, mais cela ne lui semble pas adapté aux situations. Ce qui l'exaspère, c'est que le type vert semble réfléchir à des choses peu importantes à ses yeux, ou bien qui lui paraissent évidentes. Il est difficile pour le type violet de connaître les opinions du type vert, car on ne peut rien lire sur son visage. De plus, lorsque le type vert a des problèmes, il n'en parle pas, ce qui est difficile à gérer pour le type violet.

Comment le type vert perçoit le type violet

Le type vert aime bien s'entretenir avec le type violet, mais son constant besoin d'argumenter le fatigue : au bout d'un moment, il décroche. Il donne l'impression au type violet que le sujet ne l'intéresse pas. En réalité, c'en est trop pour lui d'entendre répéter les mêmes choses ! Il est difficile pour lui de dire qu'il n'est pas d'accord, car il pense que le type violet peut repartir sur des argumentations sans fin. De plus, l'exigence du type violet fait monter la pression du type vert : le type violet a tendance à voir seulement ce qui ne va pas, tandis que le type vert trouve difficile d'expliquer ses difficultés… Cette pression est contre-productive, car elle augmente la difficulté du type vert à exprimer ce qui ne va pas et détériore leur relation. L'avantage du type de personnalité violet, c'est que sa pensée est claire et qu'il donne des repères pour avancer.

Points de convergence et de vigilance

Ces deux types de personnalité sont à la fois proches et complémentaires à partir du moment où chacun prend en compte les besoins de l'autre. Ils se ressemblent, dans la mesure où ils partagent certains modes de fonctionnement. Tous les deux orientés vers l'objectif, ils s'occupent de ce qu'il y a à faire avant de s'occuper de leur relation. Autre point commun :

ils prennent toujours du temps pour réfléchir avant d'agir – ils se reconnaissent l'un et l'autre cette qualité. En revanche, ils ne s'y prennent pas du tout de la même façon : pour le type vert, la réflexion permet de sortir des sentiers battus, d'imaginer de nouvelles pistes ; pour le type violet, la réflexion sert à confronter les idées à son système de valeurs, à donner du sens à ses actions et à identifier les risques potentiels.

Pour améliorer la communication violet/vert

▶ Le type violet doit laisser de l'espace et du temps au type vert pour qu'il puisse réfléchir, sans lui mettre de pression.

▶ Le type vert doit faire en sorte que l'avis du type violet soit entendu sur les sujets qui le concernent.

Chapitre 5

Un monde caché 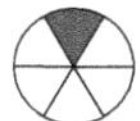

Le type vert perçoit le monde à travers le filtre de son imagination et de sa réflexion. Il a donc besoin d'espace et de temps. Il donne souvent l'impression de ne pas être concerné par ce qui passe autour de lui, alors qu'en réalité il est hypersensible. Cette sensibilité à fleur de peau lui fait percevoir les moindres variations de température, changements d'atmosphère ou tensions relationnelles. Le moindre grain de sable dans ses rouages peut l'empêcher d'avancer correctement. Ses perceptions sont tellement fines qu'il se sent fragile et vulnérable. On pourrait imaginer que cet être hypersensible est un expert en relations humaines, or il ne l'est pas : pour se protéger de ce qu'il perçoit comme des agressions extérieures, il s'est construit une carapace épaisse et résistante (son comportement conditionnel est « je cache mes sentiments et mes difficultés »).

▶ Je dois cacher mes sentiments pour me préserver ◀

En réalité, le type de personnalité vert n'est pas plus en danger que les autres, mais il se sent plus facilement agressé par son environnement. Sa carapace est une protection contre les agressions et elle prend la forme d'un mur d'insensibilité. Ainsi, alors qu'il est probablement le type de personnalité le plus sensible, il apparaît comme celui qui en manque le plus. Cet air d'indifférence et d'absence d'émotion a pour but d'éloigner les « enquiquineurs ».

> ### Vincent
>
> Lors d'une formation à la prise de parole en public, je demande aux participants s'il leur arrive parfois de rougir. La majorité d'entre eux répond par l'affirmative. Mais Vincent, un des participants, annonce que cela ne lui arrive jamais. Or, lors d'un exercice où il prend la parole devant le groupe, il se met à rougir. Comme j'avais expliqué en quoi les comportements conditionnels alimentent le stress lors de la prise de parole en public, Vincent s'était reconnu dans les manifestations du stress du type vert. Au moment du débriefing, je lui pose la question : « Hier, tu as dit que tu ne rougissais pas, or sur la vidéo de ta présentation, on voit bien que tu rougis. Quelle est ton interprétation ? » Il répond : « C'est incroyable, car je vois bien que je rougis sur la vidéo, mais je ne l'ai pas senti quand j'ai fait ma présentation. »

Cet exemple illustre parfaitement le comportement sous stress du type vert. À force de cacher ses sentiments et ses difficultés aux autres, il finit par ne plus ressentir ses propres émotions, comme s'il était détaché de lui-même. Voici un autre exemple de manifestation du comportement conditionnel du type de personnalité vert. Comme il se coupe des autres et finalement de lui-même, il a parfois du mal à faire la différence entre ce qu'il dit et ce qu'il pense, c'est-à-dire qu'il a souvent l'impression d'avoir dit une chose alors qu'il n'a fait que la penser.

> ### Franck
>
> En fin de semaine, Franck projette d'appeler un de ses amis qui souffre d'un cancer. Il le sait mal en point et souhaite parler avec lui pour lui manifester son soutien. Le dimanche, sa femme lui dit : « Au fait, tu as appelé ton ami ? » À ce moment-là, il se rend compte qu'il a passé le week-end à penser à lui mais qu'il a oublié de l'appeler ! »

Ce décalage entre ce que le type vert pense et ce qu'il exprime réellement peut avoir des conséquences sur sa façon de parler. On peut dire de lui qu'il passe du coq à l'âne. Dans l'exemple suivant, nous allons d'abord écouter ce qu'exprime verbalement le type vert, puis nous verrons ce qu'il pense entre chacune de ses phrases.

Lorsqu'un type vert dit…

● « Je suis en train de lire un livre sur la gestion du stress. C'est intéressant de comprendre son propre mécanisme de stress… Il est vrai que je n'aime pas qu'on vienne m'envahir quand je suis tranquille… C'est difficile de se concentrer quand il y a trop de bruit ou trop de mouvement au bureau… Tu crois que rester seul quinze minutes à l'heure du déjeuner serait bien perçu par mes collègues ? »

D'emblée, on est frappé par l'aspect décousu de ce discours.

… voici ce qu'il pense entre chaque phrase

● Il dit : « Je suis en train de lire un livre sur la gestion du stress. C'est intéressant de comprendre son propre mécanisme de stress. »

● Puis il se met à penser : « Ce qui m'a frappé dans ce livre, c'est de découvrir que j'avais besoin de préserver ma tranquillité. C'est tellement évident une fois qu'on le sait ! »

● Alors il reprend : « Il est vrai que je n'aime pas que l'on vienne m'envahir quand je suis tranquille. »

● Puis il se met à penser : « Il y a beaucoup de choses qui peuvent m'éloigner de ma tranquillité : les urgences, les réunions interminables, les bavardages, le bruit… Ma voisine de bureau parle trop fort quand elle est au téléphone. Cela m'empêche de me concentrer. »

● Alors il reprend : « C'est difficile de se concentrer quand il y a trop de bruit ou de mouvement au bureau. »

● Puis il se met à penser : « D'après ce livre, mes problèmes de concentration sont liés au fait que je ne m'accorde pas assez de temps seul pour me ressourcer. Mais comment est-ce que je peux justifier cet isolement dans mon service sans que l'on pense que je fais bande à part…»

● Alors il conclut par : « Tu crois que rester seul quinze minutes à l'heure du déjeuner serait bien perçu par mes collègues ? »

Comme on peut le constater, le type vert parle, puis se tait, mais il continue de penser. Ensuite, il reprend la conversation, non pas là où elle s'était arrêtée, mais là où en était sa pensée. On peut avoir la sensation qu'il passe du coq à l'âne, alors qu'en réalité sa pensée est continue et parfaitement cohérente. C'est une manifestation de sa volonté inconsciente de ne pas tout dire.

Le type vert peut manquer de réactivité, car il a besoin de temps pour réfléchir et a souvent du mal à répondre du tac au tac. De fait, il est souvent mal à l'aise avec l'humour. Il a l'impression qu'on cherche à le déstabiliser ou à le ridiculiser car il a souvent un temps de décalage avec le rire des autres. On ne peut pourtant pas dire qu'une personne qui fait de l'humour soit un enquiquineur, mais c'est bien ce que ressent le type vert dans certaines situations.

Face aux situations qui le mettent en défaut, la condition qu'il s'impose est donc « +, + si je cache mes sentiments et mes difficultés ». Il cache ce qu'il ressent pour se mettre à l'abri. Pour reprendre une image de Françoise Dolto[1], il est comme le homard qui, lorsqu'il quitte sa carapace, se sent fragile, voire en danger. La protection qu'il a développée est son comportement conditionnel : en ne montrant pas ses sentiments et ses difficultés, il préserve un peu sa tranquillité et se sent moins fragile. En apparence bien sûr, car comme pour les autres types de personnalité, c'est un jeu de dupes qui, au lieu d'aider le type vert à se sentir mieux, renforce son stress.

Pour se sentir acceptable à ses propres yeux, il cherche à :

- ne pas pleurer ;
- ne pas manifester trop d'émotion ;
- être fier de ne pas montrer qu'il est touché ;
- ne pas sourciller quand un pétard explose à côté de lui ;
- se sentir au-dessus des conflits ;
- montrer que les événements extérieurs n'ont pas de prise sur lui.

La manifestation physique du stress du type vert, quand son niveau est très élevé, est une perte de sensibilité. Le type de personnalité vert devient insensible à de nombreuses émotions, en particulier au plaisir physique. À force de cacher ses sentiments et ses difficultés pour éviter

---

1. Dans son livre intitulé *Le Complexe du homard*, Françoise Dolto établit une analogie entre l'adolescent et le homard en période de mue : le homard perd alors sa carapace et se trouve en état de très grande fragilité.

de souffrir, il peut finir par se couper de lui-même et prendre de la distance avec ses propres émotions. Il peut se convaincre lui-même qu'il est insensible. Nous avons vu que le type violet peut ressentir des bouffées d'angoisse et que le type bleu est tendu comme un arc. Pour le type vert, il n'est pas facile de ressentir l'absence de sensation : comment percevoir un manque de sensibilité alors que, justement, le problème est qu'on ne veut pas ressentir ? On observe également chez lui un décalage entre le moment où un événement déclenche une émotion et le moment où l'émotion est ressentie. Son émotion est à retardement.

► Le circuit du stress du type de personnalité vert ◄

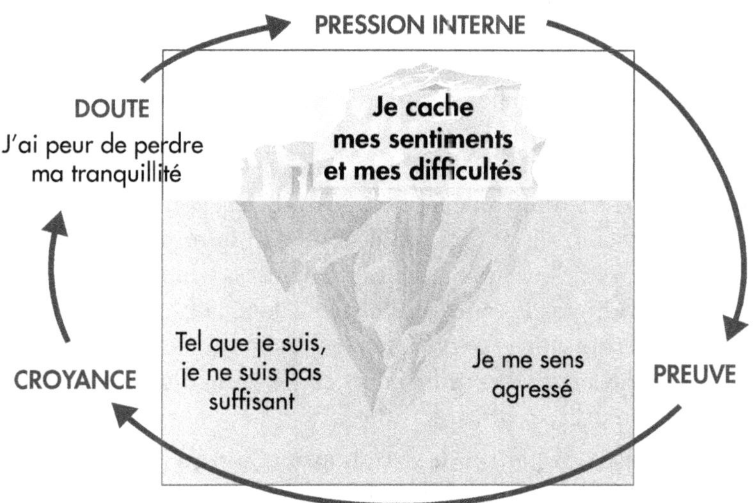

Dans le circuit du stress, tout part des croyances négatives que nous avons sur nous-mêmes. La croyance négative du type vert est celle que nous retrouvons chez tout le monde : « Tel que je suis, je ne suis pas suffisant. » Les interprétations peuvent être nombreuses : « Je ne suis pas intéressant », « Je suis faible », « Je n'ai pas assez d'énergie », « Je ne suis pas à ma place », « Je suis inadéquat », etc. Ce qui nous intéresse, c'est le doute que ces croyances négatives alimentent et le comportement conditionnel qui se manifeste pour lutter contre ce doute et pour contre-carrer ses croyances négatives. Face à la croyance d'être « insuffisant tel qu'il est », le type vert craint de perdre sa tranquillité et de se sentir envahi par les autres. Pour lutter contre ces craintes, il cache ses sentiments et ses difficultés, parfois sans s'en rendre compte. C'est la condition qu'il s'impose pour se sentir mieux. Évidemment, dès lors qu'il commence à dissimuler ses sentiments et ses difficultés, il quitte le monde réel pour trouver un équilibre dans son monde irréel, où il n'a pas de problème, où il ne souffre pas.

En cachant ses sentiments et ses difficultés, le type vert pense avoir trouvé le meilleur moyen de préserver sa tranquillité. En réalité, c'est le moyen le plus sûr d'échouer et d'obtenir la preuve que « tel qu'il est, il n'est pas suffisant ». En ne partageant pas ses difficultés, il n'informe pas les autres que ça ne va pas. Il ne dit pas, par exemple, qu'il a pris du retard dans son travail ou qu'il a du mal à mener à bien certaines tâches. En ne partageant pas ses sentiments, il ne dit pas ce qui est important à ses yeux — ce qui le touche, ce qui le stresse ou ce qui lui manque dans son rapport à l'autre. Cette attitude dure jusqu'à ce que les autres lui reprochent finalement de ne pas les avoir avertis du retard pris dans le travail ou des difficultés rencontrées. Ses proches peuvent lui en vouloir de ne pas partager, de ne pas se livrer ou de faire bande à part. À ce moment-là, le type vert perd définitivement sa tranquillité et se sent totalement envahi par les autres. Il obtient donc la preuve que « tel qu'il est, il n'est pas suffisant », ce qui renforce sa crainte de se sentir envahi. Il cache encore davantage ses sentiments et ses difficultés pour accumuler de nouvelles preuves, et ainsi de suite...

Pourquoi le type vert perd-il de sa tranquillité lorsqu'il parle aux autres ? Cette question est fondamentale pour comprendre sa difficulté à développer des relations avec les autres. Sa motivation profonde est un besoin d'espace et de temps pour se ressourcer. Il a besoin d'avoir un espace à lui, au bureau ou à la maison. Il lui est nécessaire de pouvoir se retrouver au calme, de pouvoir fermer la porte quand il en a envie (les *open spaces* sont pour lui source de stress). Le besoin d'espace prend également la forme d'une bulle invisible : il n'aime pas qu'on s'approche trop près de lui, il préfère qu'on laisse une distance physique suffisante (il est difficile de définir une distance précise, mais une longueur de bras semble un bon étalon, soit environ 80 centimètres). Si on s'approche plus près, on entre dans sa bulle, ce qui affecte son bien-être. La notion de temps est également essentielle pour renforcer sa motivation. Le type vert a besoin de temps pour réfléchir, pour élaborer des réponses à ses questions ou des solutions à ses projets. Il se sent sous pression lorsqu'on lui demande de faire quelque chose immédiatement sans lui avoir laissé le temps d'y réfléchir, même si une seule minute pourrait lui suffire pour se mettre en action.

Lorsqu'il parle aux autres, il sort de son espace de confort et, au fur et à mesure des discussions, il sent son énergie diminuer. Au bout d'un certain temps, il se sent fatigué d'avoir tant parlé et il a envie d'un retour au calme. Donc s'adresser aux autres trop longtemps l'éloigne de sa motivation. Son incapacité à exprimer ses sentiments et ses difficultés est donc renforcée par son besoin de ne pas trop parler – et inversement. Le type vert peut donc donner l'impression ne pas avoir assez d'énergie pour faire les choses. En réalité, ce manque d'énergie est surtout lié à sa difficulté à se décider à faire ce qu'il a à faire. Pour que le déclic se fasse facilement, il a besoin de quelques instants de calme pour pouvoir construire sa vision de l'avenir. Le type de personnalité vert avance aujourd'hui s'il sait où il va demain. Donc, pour qu'il puisse décider plus rapidement et pour qu'il puisse faire les bons choix, il a besoin de passer du temps au calme. Mais comme il a un problème de décision, il oublie le plus souvent de décider de prendre du temps pour lui…

▶ Faire baisser la pression interne ◀

Comme nous l'avons déjà dit, le but poursuivi pour réduire le stress est d'accumuler des preuves qui modifient nos croyances négatives. Les croyances négatives du type de personnalité vert alimentent sa crainte de se sentir envahi par les autres. Pour modifier ces croyances, il faut viser en douceur deux objectifs :

1) Satisfaire sa motivation : la majorité des types de personnalité verts savent très rarement satisfaire leur motivation ; ils ne s'accordent pas les temps de pause dont ils ont besoin. Par conséquent, ils ont souvent l'impression de « ne pas être suffisants tels qu'ils sont », car ils passent

la plupart de leur temps dans leur comportement conditionnel. Depuis l'enfance, ils entendent des remarques négatives sur le fait qu'ils sont trop lents, qu'ils ne répondent pas aux questions, qu'ils ne sont pas très sociables, etc. Rapidement, ils en concluent qu'ils ne doivent pas être comme ça et finissent même par croire que leur attitude n'est pas acceptable.

2) Exprimer ses sentiments et ses difficultés : les types de personnalité verts pensent également que dire des choses personnelles n'a aucun intérêt. Ils évitent donc de les dire pour ne pas se sentir ridicules. Ils considèrent qu'ils sont au-dessus de ce genre de discussion et ne passent pas de temps à ce genre de futilité. Pourtant, c'est la clé de leur bien-être.

Toucher au circuit du stress provoque de nombreuses résistances et négociations internes qu'il n'est pas facile de gérer. C'est pour cela qu'il faut changer en douceur et progressivement. Vouloir aller trop vite est le meilleur moyen d'échouer.

À vous de jouer

Réduisez votre stress : travaux pratiques pour le type vert

1. La première chose à faire pour réduire votre stress, c'est de réapprendre à satisfaire votre motivation. Pour cela, vous devez intégrer un rituel à votre mode de fonctionnement habituel, par exemple faire une sieste de 15 à 20 minutes tous les jours. S'asseoir sur un banc ou un fauteuil, méditer ou prier, pendant ce même laps de temps, aura le même effet. Le but est de laisser son corps et son esprit au repos, sans interaction – cela n'a rien à voir avec la fatigue. Si vous faites cet exercice tous les jours, vous retrouvez votre énergie et toutes vos capacités physiques et intellectuelles.

2. Il est temps ensuite de s'occuper de l'autre facette de votre stress, qui est de cacher ses sentiments et ses difficultés. Pour réduire l'impact de ce comportement, il faut partager quelque chose de personnel (il n'est pas nécessaire que ce soit quelque chose de très personnel). L'important est de le faire chaque jour. Voici quelques exemples de phrases :

▶ « J'ai mal dormi. »

▶ « Ma fille est malade. »

▶ « J'ai mis un temps fou pour venir ce matin. »

- « J'ai beaucoup de travail en ce moment. »
- « Je me suis perdu dans Paris. »
- « Je ne me suis pas assez couvert ce matin. »
- « J'ai passé un excellent week-end. »

Évidemment, ces phrases ne sont pas d'un grand intérêt, mais elles permettent d'établir un lien avec l'autre, de vérifier que vous pouvez partager des choses personnelles sans danger. C'est un premier pas vers plus de simplicité et de proximité. Ce peut être déroutant parce qu'il n'y a pas d'enjeux apparents à cet exercice et qu'il semble relativement simple. Mais ce n'est pas si facile à faire, surtout tous les jours. La clé de votre changement se trouve dans la répétition quotidienne de cet exercice.

Après plusieurs semaines, vous pouvez imaginer dire des choses plus intimes − le but étant de partager ce que vous désirez le plus mais que vous n'obtenez pas puisque vous ne le demandez pas. Ne le faites surtout pas au début de l'exercice, ce serait une erreur : vous risqueriez de dire quelque chose de très personnel, de vous sentir blessé par la réaction des autres, de vous recroqueviller dans votre coquille et de ne plus rien dire du tout ! Vous resteriez alors persuadé qu'il ne faut surtout pas changer...

▶ Avec qui ça coince ? ◀

▶ La relation vert/jaune ◀

Comment le type vert perçoit le type jaune

Le type de personnalité vert se retrouve mal à l'aise face à l'humour du type de personnalité jaune. Il ne sait souvent pas quoi dire et ne sait pas répondre du tac au tac comme le voudrait le type jaune. Lorsque le type vert trouve une bonne blague, la conversation a déjà changé depuis longtemps et alors il se tait. On a l'impression que le type vert n'aime pas les blagues, alors que ce n'est pas le cas. Lorsque le type jaune fait trop d'humour, le type vert pense que c'est dans le but de le déstabiliser. Il peut le ressentir comme une agression. Cependant, ce que le type vert apprécie chez le type jaune, c'est sa capacité à sortir des sentiers battus. Les réactions spontanées du type jaune alimentent la réflexion du type vert et les réflexions du type vert alimentent les réactions spontanées du type jaune.

Comment le type jaune perçoit le type vert

Le type jaune a l'impression que le type vert n'a pas d'humour et qu'il est déstabilisé lorsqu'il fait des blagues. Pour lui, le type vert n'est pas assez spontané ni réactif. Il a l'impression de ne parler que des idées ou du travail avec le type vert, ce qui ne rend pas la relation très agréable à ses yeux. L'échange manque de répondant : le type vert ne réagit pas lorsque le type jaune le taquine, comme une balle que l'on jetterait sur un mur mais qui ne rebondirait pas. En revanche, le type jaune apprécie le fait que tout comme lui, le type vert sait sortir des limites du cadre.

Points de convergence et de vigilance

Ces deux types de personnalité sont très complémentaires dans le domaine de la créativité : une bonne synergie les guide pour trouver de nouvelles idées. Ce qui rend la relation difficile, c'est tout ce qui concerne l'humour, qui est le moteur du type jaune (il ne peut pas s'en passer) mais peut bloquer le type vert.

Pour améliorer la communication vert/jaune

▶ Le type jaune doit laisser au type vert du temps et un peu de tranquillité pour réfléchir (ne pas venir sans arrêt lui raconter la dernière blague).

▶ Le type vert doit rire avec le type jaune et partager des moments de détente et de plaisir.

▶ La relation vert/orange ◀

Comment le type vert perçoit le type orange

Le type de personnalité vert aime beaucoup le type de personnalité orange, mais il se sent envahi par son besoin de contact : ses discussions sont trop longues et on y parle trop d'émotions et de choses personnelles.

Pour lui, il y a une séparation entre la vie personnelle et professionnelle. Mélanger les deux ne lui paraît pas être une bonne chose et rend le contact avec le type orange compliqué : le type vert ne sait pas quoi dire. Partager son bureau avec un type orange est une difficulté pour le type vert, car son besoin de tranquillité est vital, tandis que le type orange a besoin de parler et d'échanger.

Comment le type orange perçoit le type vert

Ce qui stresse le type de personnalité orange, c'est ce manque d'échanges avec le type de personnalité vert. Le type orange a l'impression de ne pas l'intéresser. S'ils ne parlent pas de travail, le type vert ne parle pas. Le type orange a besoin d'établir des relations avec les gens, ce qui est difficile avec le type vert. Une fois qu'ils ont fini de parler de travail, le type vert retourne vers son bureau, donnant l'impression au type orange qu'il l'ignore, qu'il ne l'apprécie pas. Ce qui dérange le type orange et rend la relation difficile, c'est cette impression que le type vert ne ressent pas grand-chose.

Points de convergence et de vigilance

Les modes de fonctionnement de ces deux types de personnalité sont radicalement différents. Le type vert a besoin de tranquillité ; à l'inverse, le type orange a besoin de beaucoup d'échanges avec les autres. Pour autant, dans une équipe, ils sont complémentaires : le type vert peut amener l'équipe à prendre du recul et de la hauteur ; le type orange aura une propension naturelle à s'occuper des autres, à instaurer une bonne ambiance.

Pour améliorer la communication vert/orange

▶ Le type vert doit prendre du temps pour échanger et discuter avec le type orange et faire en sorte qu'il se sente apprécié et accepté.

▶ Le type orange doit comprendre que le type vert a besoin d'espace, de tranquillité et de temps.

► La relation vert/violet ◄

Comment le type vert perçoit le type violet

Le type vert aime bien s'entretenir avec le type violet, mais son constant besoin d'argumenter le fatigue : au bout d'un moment, il décroche. Il donne l'impression au type violet que le sujet ne l'intéresse pas. En réalité, c'en est trop pour lui d'entendre répéter les mêmes choses ! Il est difficile pour lui de dire qu'il n'est pas d'accord, car il pense que le type violet peut repartir sur des argumentations sans fin. De plus, l'exigence du type violet fait monter la pression du type vert : le type violet a tendance à voir seulement ce qui ne va pas, tandis que le type vert trouve difficile d'expliquer ses difficultés... Cette pression est contre-productive, car elle augmente la difficulté du type vert à exprimer ce qui ne va pas et détériore leur relation. L'avantage du type de personnalité violet, c'est que sa pensée est claire et qu'il donne des repères pour avancer.

Comment le type violet perçoit le type vert

Le manque de réactivité du type de personnalité vert stresse le type de personnalité violet. Il a l'impression que le type vert n'est pas impliqué dans son travail, qu'il faut toujours attendre pour obtenir de lui une réponse. Le type violet sait que le type vert a besoin de réfléchir, mais cela ne lui semble pas adapté aux situations. Ce qui l'exaspère, c'est que le type vert semble réfléchir à des choses peu importantes à ses yeux, ou bien qui lui paraissent évidentes. Il est difficile pour le type violet de connaître les opinions du type vert, car on ne peut rien lire sur son visage. De plus, lorsque le type vert a des problèmes, il n'en parle pas, ce qui est difficile à gérer pour le type violet.

Points de convergence et de vigilance

Ces deux types de personnalité sont à la fois proches et complémentaires à partir du moment où chacun prend en compte les besoins de l'autre. Ils se ressemblent, dans la mesure où ils partagent certains modes de fonctionnement. Tous les deux orientés vers l'objectif, ils s'occupent de ce qu'il y a à faire avant de s'occuper de leur relation. Autre point commun : ils prennent toujours du temps pour réfléchir avant d'agir – ils se reconnaissent l'un et l'autre cette qualité. En revanche, ils ne s'y prennent pas du tout de la même façon : pour le type vert, la réflexion permet de sortir des sentiers battus, d'imaginer de nouvelles pistes ; pour le type violet, la réflexion sert à confronter les idées à son système de valeurs, à donner du sens à ses actions et à identifier les risques potentiels.

> ## Pour améliorer la communication vert/violet
>
> ▶ Le type vert doit faire en sorte que l'avis du type violet soit entendu sur les sujets qui le concernent.
>
> ▶ Le type violet doit laisser de l'espace et du temps au type vert pour qu'il puisse réfléchir, sans lui mettre de pression.

▶ La relation vert/bleu ◀

Comment le type vert perçoit le type bleu

Le type de personnalité vert aime bien le fonctionnement du type de personnalité bleu parce qu'il n'est pas pour lui une source de stress. Le type bleu pose un cadre, apporte de la structure, organise tout à l'avance, ce qui convient au type vert. Le côté perfectionniste du type bleu n'envahit pas le type vert. Ces deux profils se comprennent : ils sont tout deux orientés vers l'objectif.

Comment le type bleu perçoit le type vert

Le type de personnalité bleu est gêné par le manque de réactivité et de rapidité du type vert. Il a l'impression de s'échiner pour obtenir des réponses : soit il obtient l'information immédiatement, soit il doit le relancer plusieurs fois. Il trouve pénible cet aspect de la personnalité du type vert même s'il apprécie sa bonne volonté. Il ne comprend pas pourquoi le type vert n'avance pas de façon linéaire : il lui faut beaucoup de temps au début d'un projet pour réfléchir. En revanche, une fois lancé, le travail avance très rapidement. Le type bleu a du mal à comprendre quel est le déclic qui mettra le type vert en action.

Points de convergence et de vigilance

Ces deux profils sont tous deux orientés vers l'objectif et ont tendance à se retrouver sur ce qu'il y a à faire. Ils peuvent travailler en binôme car ils sont complémentaires : le type bleu apporte le cadre et la structure qui permettent au type vert de s'activer ; le type vert permet au type bleu de prendre du recul par rapport à son activité.

Pour améliorer la communication vert/bleu

▶ Le type vert doit veiller à répondre aux questions du type bleu assez rapidement et respecter les horaires prévus.

▶ Le type bleu doit laisser du temps au type vert pour répondre à ses questions, sans oublier cependant de lui donner une date butoir.

▶ La relation vert/rouge ◀

Comment le type vert perçoit le type rouge

Le type de personnalité rouge va trop vite pour le type vert : il décide tout trop vite et met l'autre sous pression car celui-ci se sent poussé à agir sans avoir le temps de réflexion dont il a besoin. Le type rouge attend des résultats et des prises de décision immédiats et met le type vert devant le fait accompli. Il met en place des choses sans laisser le temps au type vert de réfléchir. Lorsqu'ils travaillent ensemble, soit le type rouge agit à la place du type vert, soit il le met au défi d'agir, ce qui renforce les comportements sous stress du type vert. Le type vert se renferme et se coupe de la relation en prenant ses distances.

Comment le type rouge perçoit le type vert

Le type rouge pense que le type vert réfléchit trop avant d'agir. Le type vert est trop lent, ce qui exaspère le type rouge, comme s'il fallait réfléchir pendant des heures pour une décision que l'on peut prendre en quelques secondes. Ce manque de réactivité et de vitesse irrite le type rouge.

Points de convergence et de vigilance

Le type vert et le type rouge sont très différents dans leur façon de percevoir le monde, ce qui crée entre eux des tensions relationnelles. Ces tensions sont surtout liées à la prise de décision, car le type rouge trouve le type vert trop lent, tandis que le type vert trouve le type rouge trop rapide. De fait, le type vert a besoin d'envisager le futur pour pouvoir se mettre en action et prendre les décisions aujourd'hui. Il lui faut donc du temps pour être opérationnel dans le moment présent. C'est pour cette raison qu'il a besoin d'espace et de temps. C'est pour lui un moyen de se ressourcer, tandis que le type rouge, pour cela, a besoin d'agir. Prendre des décisions rapidement lui permet d'être plus vite dans l'action. Et si ça ne marche pas, il prendra une nouvelle décision qui corrigera l'erreur et le placera dans une nouvelle action. Ces deux types de personnalité sont donc complémentaires même s'il ne leur est pas toujours facile de fonctionner ensemble. L'un prend du temps pour réfléchir alors que l'autre fonce et fait avancer les choses.

Pour améliorer la communication vert/rouge

▶ Le type vert doit proposer des défis ou des challenges au type rouge.

▶ Le type rouge doit proposer au type vert de prendre du temps pour réfléchir avant de prendre des décisions, tout en lui soumettant une date butoir.

Chapitre 6

Des solutions de toute urgence 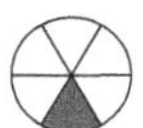

La présentation du comportement conditionnel du type rouge que nous allons évoquer maintenant est différente de celle que nous proposions dans nos deux livres précédents. Jusqu'à présent, nous pensions que le comportement conditionnel du type rouge était « +, + si tu te débrouilles tout seul ». La pression était donc tournée vers les autres. Nos recherches nous ont permis de découvrir que le type rouge n'exerce pas de pression sur les autres et n'a pas d'attente vis-à-vis des autres. Son comportement conditionnel est exclusivement tourné vers lui-même et c'est à lui seul qu'il impose la condition « je dois trouver des solutions et vite ».

► Je dois trouver des solutions et vite ◄

Le type de personnalité rouge perçoit le monde à travers l'action. C'est en agissant qu'il entre en contact avec tout ce qui l'entoure. Il réfléchit vite, presque dans l'urgence, et passe à l'action immédiatement. Cette action produit un résultat, à partir duquel il réfléchit à nouveau très vite pour rediriger son action, et ainsi de suite... Sa motivation est en lien direct avec son filtre de perception puisqu'il recherche sans cesse les défis. Il est stimulé par l'excitation que lui procurent ces défis. De fait, il ne cesse de s'en lancer. Pratiquement toutes les occasions sont bonnes. À la question « Combien de fois par jour vous lancez-vous des défis ? », les personnes de type rouge répondent en général : « Toutes les 10, 15 minutes. » Évidemment, cela dépend des situations, de l'environnement et du contexte. Cependant, la dynamique du type rouge est bien celle-ci : il avance en se lançant des défis tout au long de la journée. C'est son moteur, la raison pour laquelle il aime tant la compétition. Il serait donc légitime de se demander s'il arrive aux types de personnalité rouges d'être gênés par le stress. L'exemple qui suit prouve que oui.

Hélène

Hélène est de type rouge. Elle rencontre une difficulté managériale : elle est en conflit avec un collaborateur et a épuisé toutes les solutions sans réussir à résoudre son problème. Elle n'a jamais ressenti un tel stress. Comme la situation perdure, son stress ne s'amenuise pas.

Le type rouge se lance des défis tout au long de la journée, mais il fait la même chose avec les autres. Si on n'est pas de type rouge, on ressent son défi comme une pression (« T'es cap' ou t'es pas cap' ? »). Si on est de type rouge, on ressent son défi plutôt comme une stimulation. En réalité, le comportement conditionnel du type rouge est subtil. Lorsqu'il se lance des défis, il poursuit deux objectifs. Le premier est de se motiver pour pouvoir montrer à lui-même et aux autres de quoi il est capable. Cette démonstration est en lien avec le second objectif, qui est de se sentir important aux yeux des autres. Une personne de type rouge dira : « Si je ne suis pas important aux yeux des autres, alors je ne suis pas important à mes yeux. » C'est la clé de son stress.

Samuel

Samuel a 12 ans. Il est de type rouge et aime jouer au football. Il est excellent, mais il ne parvient pas à jouer collectif. Lorsqu'il a l'occasion de marquer un but, il préfère tenter sa chance plutôt que de construire le jeu avec les autres. En jouant « perso », il obtient des applaudissements pour lui tout seul, alors qu'une action collective ne lui aurait pas permis d'être valorisé autant.

Si on se met en compétition avec les autres, on peut se valoriser en gagnant ou en faisant une belle performance. C'est une des raisons pour lesquelles la grande majorité des types de personnalité rouges font beaucoup de sport. C'est un moyen pour eux de canaliser leur énergie, mais également d'obtenir la reconnaissance de leurs pairs.

Dans son comportement conditionnel, le type rouge serre littéralement les dents pour se montrer capable en toutes circonstances. Certaines personnes de type rouge serrent tellement les dents qu'elles ressentent des douleurs dans le cou et le haut du dos. Si vous êtes de type rouge et que vous lisez ces lignes, il est fort probable que vous soyez en train de serrer les dents, car lorsqu'on évoque les comportements conditionnels, en général ils se manifestent. Ils ont cela en commun qu'ils déforment la réalité pour devenir la réalité de l'individu qui les vit. Le type rouge vit dans un monde dans lequel il doit prouver qu'il a une solution pour tout et qu'il peut s'en sortir tout seul alors que personne ne le lui demande. Il est persuadé que c'est *la* réalité alors que c'est *sa* réalité.

Voyons maintenant comment, en cherchant à être important, le type rouge alimente son circuit du stress.

▶ Le circuit du stress du type de personnalité rouge ◀

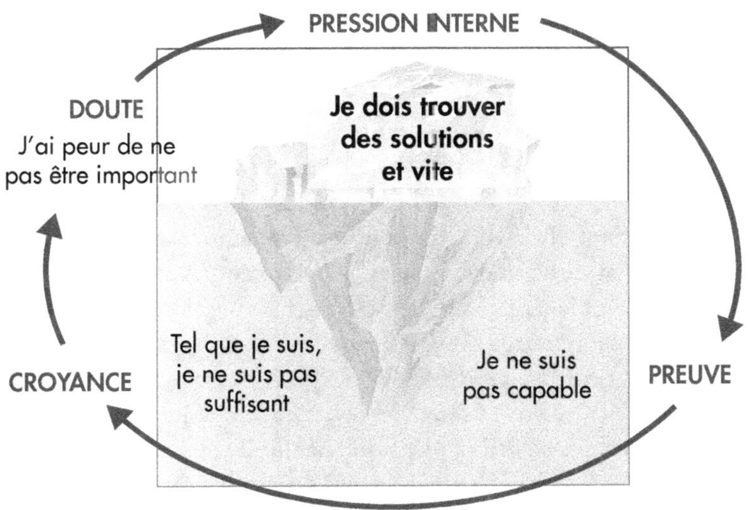

Le stress prend ses racines dans les croyances négatives que nous avons sur nous-mêmes. Le type rouge n'échappe pas à la règle. Pour simplifier les choses, prenons une croyance simple et globale que nous pouvons avoir sur nous-mêmes : « Tel que je suis, je ne suis pas suffisant. » Pour le type rouge, ses croyances négatives vont alimenter une crainte qui est : « J'ai peur de ne pas être important », et cette crainte va alimenter la dynamique de son stress. Sa croyance alimente sa crainte de ne pas être important et son comportement conditionnel est là pour tenter de contrecarrer sa crainte en montrant qu'il est capable de trouver des solutions et souvent qu'il peut s'en sortir tout seul. Comme pour les autres types de personnalité, le comportement conditionnel est une lutte vaine pour tenter d'échapper à nos croyances négatives sur nous-mêmes. Comme le type rouge est orienté vers les solutions, il trouve en général de nombreuses solutions pour faire face aux problèmes auxquels il est confronté. En trouvant ces solutions, il lutte contre son inquiétude de ne pas être important. Malgré tout, une pression interne le titille : « Et si je n'y arrivais pas ? » Bien sûr, il garde cela pour lui. Mais ce doute alimente son stress car si effectivement il n'y arrive pas, il aura une nouvelle preuve qu'il n'est pas capable et que quelque chose cloche chez lui. Le circuit du stress est donc bouclé et son stress se trouve donc renforcé. Pour lutter contre cette croyance, il cherchera à être encore plus important et voudra montrer encore plus aux autres qu'il est capable de trouver des solutions (souvent tout seul). Dans ce cas, il prend encore plus le risque d'échouer.

Revenons à l'exemple d'Hélène. Elle se trouve bien dans la situation que nous venons de voir. Elle a essayé toutes les solutions qui étaient à sa disposition sans résultat. Or, c'est précisément ce genre de situation qui stresse le type rouge. Ce qui le met sous stress, c'est l'absence de solution. C'est tellement prégnant chez lui qu'il peut avoir tendance à délaisser les sujets qui le mettent en difficulté. Ces sujets le renvoient à son incapacité, ce qui lui est insupportable. Il préfère donc diriger son action vers les sujets qui lui permettent de montrer qu'il est capable de s'en sortir. Cependant, il y a des situations qu'on ne peut pas éviter, qu'on ne peut pas mettre de côté. Le malaise d'Hélène, qui se retrouve confrontée chaque matin à son incapacité de trouver une solution, vient du fait qu'elle ne peut pas se soustraire à cette situation. Chaque jour, elle revit son circuit du stress. Alors qu'on pourrait croire que le type rouge relève tous les défis et qu'il n'a peur de rien, en réalité il évalue sa capacité de réussite avant de se lancer dans un nouveau défi. Le stress que lui occasionnerait un échec est tel qu'il préférera ne pas se lancer dans une action plutôt que de prendre le risque d'échouer. Comme les autres, le type rouge peut donc douter de ses capacités. Mais une fois qu'il est lancé, rien ne l'arrête. Il lui arrive de se rendre compte seulement après coup qu'il peut ne pas réussir.

Dans ce cas, il lui reste deux options. La première est de rediriger son énergie sur un nouveau défi. Il se désintéressera du sujet qui peut le conduire à l'échec. On peut observer des types rouges changer de direction, d'orientation professionnelle, d'un seul coup. Une façon d'éviter le stress consiste donc pour le type rouge à abandonner le sujet « potentiellement stressant » pour réorienter son action vers des choses positives. La deuxième option pour éviter l'échec consiste à trouver des solutions qui peuvent être limites et ne respectent pas les règles établies. En allant plus loin, certaines personnes de type rouge franchissent les limites de la légalité.

Des entrepreneurs hors la loi

Lors d'un procès où une entreprise reproche à une autre d'avoir contrefait ses idées, les dirigeants (de type rouge) ont établi un tableau comparatif entre les textes de leurs supports pédagogiques et ceux de l'entreprise qui selon eux les a contrefaits. Mais comme la contrefaçon de ces documents n'est pas évidente, ils ont pris la liberté de modifier les citations issues de leur support et ceux de l'autre entreprise prétendument contrefaisante. De cette manière, ils ont pu apporter une « preuve » de la contrefaçon. Obnubilés par leur recherche de solution, ces dirigeants n'ont pas hésité à présenter un document falsifié devant un tribunal. La seule chose qui comptait à leurs yeux, c'était le résultat, et surtout ne pas être confrontés à l'absence de solution. Car perdre ce procès aurait placé ces personnes de type rouge devant leur incapacité.

Attention, toutes les personnes de type rouge n'agissent pas de la sorte ! Dans cet exemple, ce qui déclenche la réaction, c'est l'inquiétude de ne pas trouver de solution. En revanche, la solution qui consiste à transgresser les règles et les lois n'est pas caractéristique du type rouge. Il s'agit là d'un comportement pathologique.

▶ Faire baisser la pression interne ◀

Pour renforcer sa confiance en lui et réduire ainsi son stress, le type rouge doit prendre conscience que son importance n'est pas liée à sa capacité à trouver des solutions immédiates. Il doit donc expérimenter une fois par jour une situation où il ne cherche pas de solution face au problème qu'il rencontre. À l'instar du type bleu qui laisse une miette sur la table pour réussir à se détacher de son côté trop perfectionniste (voir le chapitre 3), le type rouge doit apprendre à laisser une situation sans solution. Évidemment, comme pour les autres types de personnalité, il doit choisir une situation qui ne soit pas trop contraignante. Le mieux est de commencer par quelque chose qui ne se voit pas. Ce qui compte, c'est qu'il expérimente une situation sans solution pour vérifier que sa croyance est fausse et qu'il peut se sentir important même quand il ne trouve pas de solutions immédiatement.

En réalité, cette urgence le pousse à mettre en place des solutions qui ne sont pas forcément les meilleures. En revanche, s'il apprend à prendre son temps avant d'agir, il mettra en place des solutions beaucoup plus efficaces, performantes et satisfaisantes. Ses réussites lui permettront de renforcer sa confiance en lui et de gagner en puissance personnelle. Lorsqu'il est face à un problème, le type rouge n'envisage pas souvent de demander de l'aide aux autres, alors que cette option peut réduire fortement son stress : il découvre alors qu'il reste important même quand la solution est apportée par un autre que lui.

Réduire son stress consiste donc pour le type rouge à modifier ses croyances négatives de manière à n'avoir plus besoin de montrer qu'il a la solution à tout. Pour cela, il faut qu'il accumule des preuves qui lui montrent qu'il est important même quand il n'y arrive pas.

À vous de jouer

Réduisez votre stress : travaux pratiques pour le type rouge
L'exercice est très simple : il consiste à laisser un problème en suspens pendant une durée prédéterminée − le problème ne doit pas être trop important à vos yeux pour ne pas vous imposer une pression trop grande. Vous laisserez passer une journée avant de vous atteler à ce problème.

Si ce délai est trop long pour vous, vous pouvez le réduire jusqu'à ce que vous sentiez que cela n'exige pas de vous un effort insurmontable. Ce laps de temps est différent pour chacun, à vous de le déterminer ! L'objectif est de découvrir, jour après jour, que l'absence de solution immédiate ne diminue pas votre importance aux yeux des autres et à vos propres yeux. Vous allez modifier tout doucement votre perception de vous-même. Le piège dans lequel vous pourriez tomber serait de vouloir vous mettre au défi, c'est-à-dire de choisir chaque jour un problème plus important que la veille : ce serait une excellente façon de saboter l'exercice et finalement de ne rien changer du tout. La lenteur et la répétition sont les clés de votre réussite !

▶ Avec qui ça coince ? ◀

▶ La relation rouge/jaune ◀

Comment le type rouge perçoit le type jaune

Le type rouge aime bien travailler avec le type jaune. Il le considère comme un allié, car ils peuvent se laisser aller ensemble à faire de l'humour, par exemple pour que les réunions de travail paraissent moins longues. Ce qui stresse le type rouge, c'est qu'il ne sait jamais s'il va réussir à amener le type jaune où il le souhaite. À la dernière minute, le type jaune peut décider d'agir selon son bon vouloir et le type rouge s'inquiète de ne pas avoir de prise sur lui.

Comment le type jaune perçoit le type rouge

Le type jaune se sent déstabilisé par le fait qu'il ne sait jamais si le type rouge est sincère. Il est toujours surpris de découvrir le côté caméléon du type rouge : il peut le voir travailler avec un collègue tout un après-midi sans faire la moindre plaisanterie, alors qu'ils ont passé la veille deux heures à travailler ensemble en s'amusant... Le type jaune a l'impression d'être un peu comme chien et chat avec le type rouge. Il ne voit pas d'un bon œil que ce dernier mette soudain beaucoup de pression en réunion. Dans certaines situations et à propos de n'importe quel sujet, ces deux personnalités peuvent laisser éclater leur colère.

Points de convergence et de vigilance

Globalement, ces deux types de personnalité s'entendent plutôt bien, mais doivent parfois aussi se tenir à distance. Ils arrivent à trouver un terrain d'entente pour se détendre et mettre un peu de légèreté dans leurs relations, mais ils peuvent également se laisser aller à des éclats de voix. Ce qui les rapproche, c'est cette capacité à monter très vite en pression. Leurs sautes d'humeur ne durent généralement pas longtemps, chacun passant rapidement à autre chose, mais elles peuvent provoquer du stress chez ceux qui les entourent et qui sont susceptibles de les prendre pour argent comptant.

Pour améliorer la communication rouge/jaune

▶ Le type rouge ne doit pas essayer de diriger le type jaune et lui laisser la liberté d'action dont il a besoin.

▶ Le type jaune doit accepter le côté caméléon du type rouge qui lui permet de s'adapter aux situations en fonction du résultat escompté.

▶ La relation rouge/bleu ◀

Comment le type rouge perçoit le type bleu

Le type de personnalité rouge aime travailler avec le type bleu car il le trouve carré, clair et structuré ; il sait où il va. En revanche, le type rouge est gêné par le fait que le type bleu passe trop de temps à discuter des façons de s'y prendre au lieu de passer à l'action. Il n'aime pas passer des heures à discuter du comment et du pourquoi. Il ne s'embarrasse pas de savoir quelles sont les étapes et les exigences à respecter... Il pense que le type bleu devrait apprendre à se détendre un peu. Au final, le type rouge fait ce qui lui plaît et le type bleu n'est pas pour lui une source de stress.

Comment le type bleu perçoit le type rouge

Le type de personnalité bleu a besoin de savoir où il va, tandis que le type rouge préfère improviser. Pour le type bleu, il est très stressant que le type rouge change ce qui était prévu sans qu'il ne comprenne pourquoi. Pour le type bleu, le type rouge est trop orienté sur le résultat obtenu et pas assez sur les différentes étapes qui vont permettre d'atteindre un objectif. Il ne sait jamais quelle route s'apprête à suivre le type rouge et ça l'exaspère. Le type bleu pense qu'on ne peut pas vraiment définir les critères de qualité attendus et que, quand bien même ils sont définis, le type rouge n'en tiendra pas compte. D'ailleurs, le type rouge n'est pas souvent en mesure d'expliquer comment s'y prendre, même si effectivement il apporte la preuve de ses réalisations – car il atteint ses objectifs.

Points de convergence et de vigilance

Ces deux types de personnalité ont en commun d'être dans l'action, c'est-à-dire fortement engagés dans la réalisation des objectifs. Le type de personnalité bleu est orienté sur le travail, la qualité, l'organisation, tandis que le type de personnalité rouge est plutôt dans l'action pure. Ils ont aussi un mode de fonctionnement complémentaire car, lorsqu'ils travaillent ensemble, il y en a un qui planifie, structure alors que l'autre fait avancer les choses. Des frictions peuvent apparaître lorsque le type bleu aimerait réfléchir à la manière de faire les choses alors que le type rouge souhaiterait faire comme il le veut. Néanmoins, ces deux personnalités fonctionnent bien ensemble.

Pour améliorer la communication rouge/bleu

▶ Le type rouge donne plus de repères au type bleu et entre davantage dans les aspects de planification et d'organisation avec lui.

▶ Le type bleu doit essayer de ne pas tout contrôler et accepter que le type rouge fasse les choses à l'instinct.

▶ La relation rouge/violet ◀

Comment le type rouge perçoit le type violet

Ce qui stresse le type de personnalité rouge dans le fonctionnement du type de personnalité violet, c'est qu'il essaie toujours de convaincre que sa solution est la meilleure alors que, pendant ce temps, personne n'avance.

Le type rouge se moque d'avoir raison : ce qui compte pour lui, c'est que les choses avancent. Le type violet est trop à cheval sur les règles, les lois, l'éthique ; alors que pour le type rouge, les règles sont faites pour donner un cadre, non pour être respectées à la lettre. Cependant, le type violet est quelqu'un de fiable pour le type rouge.

Comment le type violet perçoit le type rouge

Ce qui stresse le type de personnalité violet à propos du type de personnalité rouge, c'est qu'il va trop vite. Le type rouge est tellement intéressé par le résultat qu'il ne fait pas assez attention à la manière d'y arriver, en particulier en matière d'éthique. D'ailleurs, ce qui pose problème au type violet, c'est que le type rouge ne s'intéresse pas assez au sens des choses, comme s'il ne connectait pas ses actions à leur signification. Pour le type violet, le type rouge ne va pas au bout de ses convictions et change d'avis trop rapidement pour être fiable. Ce qui l'irrite beaucoup, c'est quand le type rouge le met devant le fait accompli, c'est-à-dire quand il réalise et met en œuvre des solutions sans avoir demandé l'avis de personne. Cela dit, le type rouge est capable de résoudre des problèmes qui semblent insolubles.

Points de convergence et de vigilance

Ces deux types de personnalité sont complémentaires à partir du moment où chacun prend en compte les besoins de l'autre. Le type violet pose le cadre, les règles, définit le sens des projets ; le type rouge fonce pour faire avancer les choses. Une fois le cadre défini, le type rouge démontre une forte capacité à mettre en œuvre des solutions. En revanche, les tensions peuvent être nombreuses entre ces deux personnalités. Le type violet supporte mal le manque de respect des règles : le type rouge lui paraît jouer avec les limites et ne pas faire assez attention à l'éthique dans laquelle s'inscrivent ses actions. Quant au type rouge, il est exaspéré par ce besoin de rappeler la règle, de devoir donner du sens à chaque action, et par ces discussions interminables qui ne font pas avancer les choses. Pour lui, c'est une perte de temps.

> **Pour améliorer la communication rouge/violet**
>
> ▶ Le type rouge doit tenir compte de l'avis du type violet sur les sujets qui le concernent.
>
> ▶ Le type violet doit laisser carte blanche au type rouge pour mettre en œuvre les projets.

▶ La relation rouge/vert ◀

Comment le type rouge perçoit le type vert

Le type rouge pense que le type vert réfléchit trop avant d'agir. Le type vert est trop lent, ce qui exaspère le type rouge, comme s'il fallait réfléchir pendant des heures pour une décision que l'on peut prendre en quelques secondes. Ce manque de réactivité et de vitesse irrite le type rouge.

Comment le type vert perçoit le type rouge

Le type de personnalité rouge va trop vite pour le type vert : il décide tout trop vite et met l'autre sous pression car celui-ci se sent poussé à agir sans avoir le temps de réflexion dont il a besoin. Le type rouge attend des résultats et des prises de décision immédiats et met le type vert devant le fait accompli. Il met en place des choses sans laisser le temps au type vert de réfléchir. Lorsqu'ils travaillent ensemble, soit le type rouge agit à la place du type vert, soit il le met au défi d'agir, ce qui renforce les comportements sous stress du type vert. Le type vert se renferme et se coupe de la relation en prenant ses distances.

Points de convergence et de vigilance

Le type vert et le type rouge sont très différents dans leur façon de percevoir le monde, ce qui crée entre eux des tensions relationnelles. Ces tensions sont surtout liées à la prise de décision, car le type rouge trouve le type vert trop lent, tandis que le type vert trouve le type rouge trop rapide. De fait, le type vert a besoin d'envisager le futur pour pouvoir se mettre en action et prendre les décisions aujourd'hui. Il lui faut donc du temps pour être opérationnel dans le moment présent. C'est pour cette raison qu'il a besoin d'espace et de temps. C'est pour lui un moyen de se ressourcer, tandis que le type rouge, pour cela, a besoin d'agir. Prendre des décisions rapidement lui permet d'être plus vite dans l'action. Et si ça ne marche pas, il prendra une nouvelle décision qui corrigera l'erreur et le placera dans une nouvelle action. Ces deux types de personnalité sont donc complémentaires même s'il ne leur est pas toujours facile de fonctionner ensemble. L'un prend du temps pour réfléchir alors que l'autre fonce et fait avancer les choses.

Pour améliorer la communication rouge/vert

▶ Le type rouge doit proposer au type vert de prendre du temps pour réfléchir avant de prendre des décisions, tout en lui soumettant une date butoir.

▶ Le type vert doit proposer des défis ou des challenges au type rouge.

▶ La relation rouge/orange ◀

Comment le type rouge perçoit le type orange

Le type rouge ne rencontre pas de difficultés dans sa relation avec le type orange, mais il se peut qu'il le trouve un peu trop sensible et trop gentil – trop sensible parce qu'il est trop émotif, touché par tout ce qu'on lui dit. Il arrive assez souvent que les types rouges introvertis ressemblent à s'y méprendre au type orange. La grande différence entre les deux, c'est que le type rouge sait dire non fermement alors que c'est une réelle difficulté pour le type orange. Le type rouge peut donc avoir du mal à tenir compte de cette difficulté.

Comment le type orange perçoit le type rouge

Le type orange n'est pas toujours à l'aise avec le type rouge. Il est dérouté quand il se rend compte de son côté caméléon. En effet, lorsque le type rouge collabore avec le type orange, il adopte son mode de fonctionnement en montrant de l'intérêt pour leur relation, mais lorsqu'il s'engage dans un nouveau défi avec un autre type de personnalité, il désinvestit la relation. Le type orange peut se sentir blessé par ce désengagement qu'il ne peut pas comprendre puisque, pour lui, la relation n'est pas liée aux résultats à atteindre. Il est également déstabilisé par les explosions verbales du type rouge. Dès que celui-ci élève le ton, il se sent mal à l'aise car il a horreur des conflits ou des tensions. Il culpabilise, il a l'impression que la relation est remise en question et il fait tout ce qu'il peut pour arranger les choses. Or, du côté du type rouge, il n'y a en réalité aucun problème, car il a oublié depuis longtemps son coup d'éclat… En définitive, le type orange se méfie et reste sur ses gardes.

Points de convergence et de vigilance

On peut constater que, dans cette relation, le stress ne concerne que le type orange. Cette relation peut être contrariante pour lui dans la mesure où il a besoin d'être pris en compte en tant que personne et de se sentir apprécié. Il n'aime pas se trouver dans une insécurité relationnelle qui peut le mettre dans un grand état de stress. Pourtant, malgré ce stress potentiel, il existe une complémentarité des rôles entre ces deux types de personnalité. Le type rouge fait tout son possible pour faire avancer les choses. C'est un véritable atout, qui peut néanmoins provoquer des tensions dans un groupe. Le type orange étant naturellement attaché aux personnes et ayant le sens des bonnes relations, il fera tout son possible pour arrondir les angles entre les membres du groupe. À ce titre, le type orange joue le rôle de régulateur.

Pour améliorer la communication rouge/orange

▶ Le type rouge doit prendre un peu plus à cœur la relation avec le type orange et se soucier de lui en évitant d'être blessant.

▶ Le type orange doit faire attention de ne pas envahir le type rouge avec trop d'affectif.

Chapitre 7

En quête d'attention

Le type de personnalité orange est dans une dynamique extrêmement positive, tournée vers la relation à l'autre : il apporte son soutien, il est altruiste et sa motivation est de se sentir apprécié par les autres. Il a donc tout naturellement du plaisir à faire plaisir. C'est pour lui une véritable source de motivation et de ressourcement. Il se sent utile et en lien avec les autres. Son comportement conditionnel apparaît sous la forme « je fais passer les désirs des autres avant les miens », c'est-à-dire lorsqu'il dit oui alors qu'il pense non et qu'il fait plaisir aux autres alors que cela ne lui fait plus plaisir. Il perd alors le contact avec ses propres envies et se focalise sur celles des autres.

▶ J'ai du mal à dire non ◀

Le comportement conditionnel du type orange est implacable. Il se manifeste concrètement par une grande difficulté à dire non fermement, surtout s'il faut le faire en face de la personne concernée. Il est plus facile pour le type orange de dire non par mail ou de faire passer l'information par un tiers. J'ai connu des managers de type orange dont les assistantes très autoritaires arrivaient à faire passer les messages qu'ils ne pouvaient exprimer directement à leurs collaborateurs. Cette difficulté à dire non est tellement ancrée chez certaines personnes qu'il existe des formations dans le monde professionnel pour s'en défaire. C'est dire si ce comportement conditionnel génère du stress.

Anthony

Anthony est considéré comme un manager froid et distant par ses collaborateurs. Il est pourtant de couleur dominante orange et de couleur secondaire bleue : avec ses enfants, c'est un vrai papa poule, qui ne sait rien leur refuser. En réalité, il a tellement peur que ses collaborateurs s'en rendent compte et remettent en question son autorité qu'il porte un masque de dureté et de froideur pour cacher sa sensibilité. Son comportement conditionnel est tellement puissant qu'il n'a pas trouvé d'autre solution que de cacher sa vraie nature dans sa vie professionnelle car il perçoit son comportement conditionnel comme une faiblesse..

Voici quelques exemples de réflexions d'une personne de type orange lorsqu'elle obéit à son comportement conditionnel :

▶ « Je ne veux pas que mon fils achète cette PlayStation car je ne suis pas très riche en ce moment mais cela lui fait tellement plaisir (je ne peux pas penser qu'à moi !). »

▶ « Je me sens coupable de ne pas aider Hervé pour son déménagement… »

▶ « Évidemment, si je me fais plaisir à chaque fois que je fais plaisir à l'autre, ce n'est pas une vraie marque d'attention à l'autre. »

▶ « Comment être sûr que je ne me fais pas un peu plaisir lorsque je rends un service qui ne me plaît pas beaucoup ? »

▶ Le circuit du stress du type de personnalité orange ◀

Comme pour les autres couleurs, les personnes de type orange peuvent avoir des croyances négatives sur elles-mêmes. Il est même très fréquent que des personnes de ce type annoncent à voix haute leurs défauts. On pourra entendre de leur bouche des phrases comme : « Je suis stupide ! », ou « C'est bien moi, ça, de ne pas me souvenir d'un truc aussi simple justement quand on me pose la question ! », ou encore « Il ne faut pas me demander ça à moi, je suis nul », etc. Le type orange peut donc avoir une tendance à se dévaloriser.

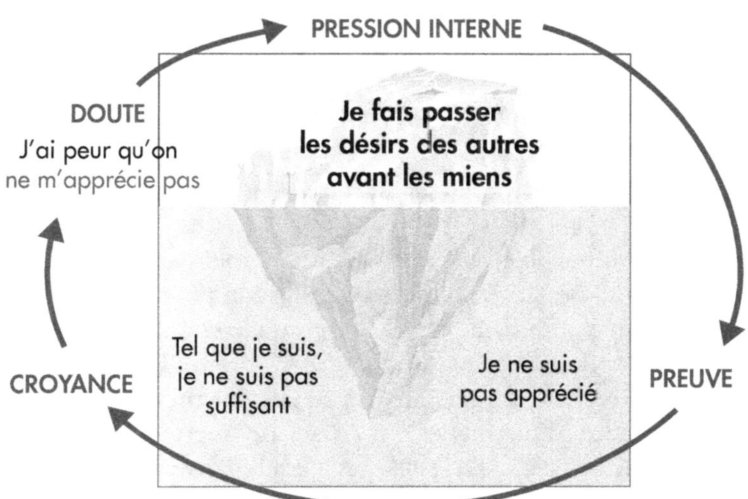

Les croyances négatives vont générer une crainte liée à son type de personnalité : « J'ai peur de ne pas être apprécié des autres. » Pour contrecarrer cette croyance et cette crainte, le type orange a tendance à faire passer les désirs des autres avant les siens. Ainsi, il se rassure en se disant que si les autres passent avant lui, il se sentira moins insignifiant puisque normalement, on devrait l'apprécier davantage. Évidemment, tout ça n'est pas aussi clair dans son esprit. Le but de cette explication est bien de rendre conscient un mécanisme qui ne l'est pas du tout. Mais si son comportement conditionnel fonctionne dans de nombreux cas, il y a toujours des exceptions. Ainsi, certaines personnes qui ne sont pas sensibles à sa gentillesse et attendent des relations dénuées de toute considération affective. Face à cette situation, le type orange accumule de nouvelles preuves qu'il n'est pas apprécié, qui viennent renforcer ses croyances négatives. Le circuit du stress est alors activé et il commence à se sentir très mal. Son stress est renforcé par les preuves qui le font douter de lui-même. Voici quelques sentiments que ce processus peut provoquer :

▶ « Ai-je réellement de la valeur si les autres ne sont pas sensibles à mes marques d'attention ? »

▶ « Si on ne m'apprécie pas, c'est que je ne suis pas quelqu'un de bien. »

▶ « Je dois être vraiment nul. »

Réduire le stress du type orange consiste donc à réduire l'impact de ses croyances négatives ou bien à les transformer en croyances positives.

▶ Faire baisser la pression interne ◀

Il est presque impossible pour quelqu'un de type orange de dire non de but en blanc. Il a besoin d'un temps de réflexion pour sentir ce dont il a réellement envie pour lui-même. S'il ne prend pas ce temps, on peut dire qu'il agit en « pilote automatique », c'est-à-dire qu'à chaque stimulus, il apporte une réponse immédiate. En se laissant un temps de réflexion avant de répondre, il augmente son espace de liberté et peut donner la réponse qui lui convient. De plus − et c'est là l'essentiel de l'apprentissage −, il découvre qu'on continue de l'apprécier même quand il ne dit pas oui. Il peut donc accumuler les preuves qui lui confirment qu'il n'est pas rejeté quand il ne dit pas oui. En agissant de la sorte, il découvre peu à peu que ses croyances négatives étaient fausses et qu'il peut être lui-même sans se sentir insignifiant.

Adèle

Adèle vient de prendre ses nouvelles fonctions de manager. Son patron me donne pour mission de l'aider à s'affirmer dans son nouveau poste car il n'a aucun doute sur ses compétences mais n'est pas sûr de sa capacité à diriger une équipe. Rapidement, Adèle identifie sa problématique. Cependant, semaine après semaine, mois après mois, ses progrès sont minimes. Dès qu'elle est confrontée à un peu plus de pression, ou de tension relationnelle, elle n'arrive plus à dire non. Je lui propose donc un exercice : « Une heure par jour, tu ne vas pas dire oui. » Nous convenons que la tranche horaire la moins chargée de travail est de 14 heures à 15 heures.

Trois semaines plus tard, elle est très contente car ses rapports avec son équipe ont changé. Elle se sent plus affirmée, plus confiante et plus détendue. Ce qui l'étonne le plus, c'est que les autres ont changé de comportement avec elle : elle a remarqué plus d'écoute de leur part. Pour autant, cet exercice n'a pas été simple pour elle. La confrontation la plus difficile a été un échange avec le directeur commercial qui est entré dans son bureau en étant sûr qu'elle accepterait de prendre sa commande en priorité. Mais elle a tenu bon, et il est reparti sans avoir obtenu le « oui » qu'il était venu chercher. Elle a réussi à lui tenir tête car elle n'était pas obligée de dire « non ». Elle a simplement obtenu un temps de réflexion avant de répondre. Je l'ai revue après cette expérience, pour notre dernière séance. Sa problématique était résolue. Sa première réaction a été de me dire : « Est-ce qu'il faut que j'augmente la durée de l'exercice quotidien ? » Je lui ai conseillé de ne rien changer et de conserver la tranche horaire qui semblait si bien lui convenir.

À vous de jouer

Réduisez votre stress : travaux pratiques pour le type orange
Voici donc les consignes que nous vous proposons de suivre pour vous apprendre à dire non :

▶ Ne pas dire oui, une fois par jour. Vous n'êtes pas obligé de dire non, mais surtout ne dites pas oui.

▶ Choisissez la situation qui vous convient le mieux. Pour que le changement s'installe durablement, ce n'est ni l'intensité ni la durée de l'exercice qui importent, mais sa répétition.

Des résistances extrêmement fortes en vous-même tenteront par tous les moyens de stopper ce changement. Alors même que vous vous sentirez mieux et que tout vous poussera à croire que tout va bien, il est essentiel que vous restiez vigilant. N'augmentez pas l'importance de l'exercice, mais persévérez plutôt, en maintenant le cap pendant plusieurs mois. En agissant de la sorte, vous aurez beaucoup plus de chance de réussir à réduire votre stress. Il est fort probable que vos croyances négatives baisseront alors d'intensité ou se transformeront en croyances positives. Mais vous le découvrirez avec le temps…

▶ Avec qui ça coince ? ◀

▶ La relation orange/bleu ◀

Comment le type orange perçoit le type bleu

Le type de personnalité orange considère le type de personnalité bleu comme un vrai travailleur, très consciencieux, logique et rationnel, mais il a l'impression qu'il est voué corps et âme à son travail et qu'il en oublie les gens autour de lui. Pour le type orange, les émotions priment sur la logique : une entreprise est avant tout constituée de personnes et on ne peut donc pas faire l'impasse sur le ressenti des individus. Entre ces deux types de personnalité se crée un malaise.

Comment le type bleu perçoit le type orange

Le type de personnalité bleu est agacé par le côté émotionnel et irrationnel du type de personnalité orange. En effet, lorsqu'il l'entend dire « Je ne le sens pas » ou qu'il a l'intuition que cela ne va pas aller, le type bleu n'est pas en mesure de comprendre. Il se demande ce que les émotions et les sentiments ont à voir avec le monde du travail. Il est très irrité d'avoir à discuter avec quelqu'un qui n'analyse pas les choses comme lui. Le problème, c'est qu'il a du mal à donner du crédit à ce que dit une personne de type orange. Ce qui est intéressant dans cette perception du type bleu, c'est qu'il n'arrive pas à expliquer pourquoi les intuitions du type orange sont souvent justes. Il arrive à reconnaître leur justesse, mais ne comprend pas leur explication.

Points de convergence et de vigilance

Ces types de personnalité sont complémentaires puisque le type bleu apporte son côté rationnel, logique, structuré, organisationnel et planificateur. Le type orange apporte les aspects relationnels, émotionnels et sensitifs de sa personnalité, dont on a également besoin dans une entreprise. Car on ne doit pas ignorer en effet que l'entreprise est composée d'individus qui travaillent ensemble.

> ## Pour améliorer la communication orange/bleu
>
> ▶ Le type orange doit préciser ses affirmations afin que le type bleu se sente plus à l'aise.
>
> ▶ Le type bleu doit consacrer du temps à échanger de façon informelle avec le type orange pour que celui-ci se sente apprécié dans la relation.

▶ La relation orange/vert ◀

Comment le type orange perçoit le type vert

Ce qui stresse le type de personnalité orange, c'est ce manque d'échanges avec le type de personnalité vert. Le type orange a l'impression de ne pas l'intéresser. S'ils ne parlent pas de travail, le type vert ne parle pas. Le type orange a besoin d'établir des relations avec les gens, ce qui est impossible avec le type vert. Une fois qu'ils ont fini de parler de travail, le type vert retourne vers son bureau, donnant l'impression au type orange qu'il l'ignore, qu'il ne l'apprécie pas. Ce qui dérange le type orange et rend la relation difficile, c'est cette impression que le type vert ne ressent pas grand-chose.

Comment le type vert perçoit le type orange

Le type de personnalité vert aime beaucoup le type de personnalité orange, mais il se sent envahi par son besoin de contact : ses discussions sont trop longues et on y parle trop d'émotions et de choses personnelles. Pour lui, il y a une séparation entre la vie personnelle et professionnelle. Mélanger les deux ne lui paraît pas être une bonne chose et rend le contact avec le type orange compliqué : le type vert ne sait pas quoi dire. Partager son bureau avec un type orange est une difficulté pour le type vert, car son besoin de tranquillité est vital, tandis que le type orange a besoin de parler et d'échanger.

Points de convergence et de vigilance

Les modes de fonctionnement de ces deux types de personnalité sont radicalement différents. Le type vert a besoin de tranquillité ; à l'inverse, le type orange a besoin de beaucoup d'échanges avec les autres. Pour autant, dans une équipe, ils sont complémentaires : le type vert peut amener l'équipe à prendre du recul et de la hauteur ; le type orange aura une propension naturelle à s'occuper des autres, à instaurer une bonne ambiance.

> ### Pour améliorer la communication orange/vert
>
> ▶ Le type orange doit comprendre que le type vert a besoin d'espace, de tranquillité et de temps.
>
> ▶ Le type vert doit prendre du temps pour échanger et discuter avec le type orange et faire en sorte qu'il se sente apprécié et accepté.

▶ La relation orange/violet ◀

Comment le type orange perçoit le type violet

Le type orange ne comprend pas le côté entêté du type violet. Pour lui, il est fatigant de toujours vouloir avoir raison. Les choses empirent lorsque le type violet est sous pression, comme si tous les sujets étaient de haute importance. Le type orange essaie de discuter pour détendre l'atmosphère, mais si ce n'est pas pour parler de travail, le type violet n'est pas intéressé par la discussion. Or, pour le type orange, on ne peut pas toujours parler de travail, il y a des choses plus importantes. Il lui est difficile d'obtenir la confiance du type violet, comme si ce dernier ne se laissait pas approcher. L'exigence de qualité du type violet met le type orange sous pression, il a l'impression que le type violet n'est jamais satisfait puisque tout ce qu'il relève, ce sont les erreurs. Cela atteint la confiance en lui du type orange et suscite de l'inquiétude lorsqu'il travaille avec le type violet – ce qui le conduit à faire des erreurs.

Comment le type violet perçoit le type orange

Le type violet considère le type orange comme quelqu'un de très sensible qui prend la moindre remarque comme une attaque personnelle : même si le type orange ne réplique rien, le type violet remarque bien que quelque chose ne va pas. Le type violet n'apprécie pas que le type orange pose des questions sur sa vie personnelle : cela ne regarde que lui et c'est une perte de temps. Il ne comprend pas pourquoi le type orange veut toujours arranger tout le monde, il ne saisit pas ce qu'il pense vraiment : si on est d'accord avec tout le monde, c'est qu'on n'a pas de convictions et c'est un comportement qui n'est pas rassurant pour un type violet. De plus, le fait que le type orange accepte tous les travaux qu'on lui demande de faire est une erreur, selon le type violet, car le surplus de travail n'aide pas à l'efficacité et au travail bien fait : lorsqu'on s'engage à faire quelque chose, on doit veiller à l'accomplir correctement.

Points de convergence et de vigilance

Ces deux types de personnalité sont complémentaires à partir du moment où chacun prend en compte les besoins de l'autre. À eux deux, ils forment une sorte de famille : d'un côté le type violet, exigeant, qui pose les règles et les limites ; de l'autre côté, le type orange, qui prend soin des personnes. Symboliquement, c'est le père et la mère. C'est un binôme qui fonctionne en général assez bien : le type orange met de l'eau dans son vin et atténue le côté entêté du type violet ; le type violet apporte la fermeté qui peut manquer au type orange.

> ## Pour améliorer la communication orange/violet
>
> ▶ Le type orange doit prendre en compte l'avis du type violet sur les sujets qui le concernent.
>
> ▶ Le type violet doit prendre en compte la relation pour que le type orange se sente à l'aise et puisse donner le meilleur de lui-même.

▶ La relation orange/rouge ◀

Comment le type orange perçoit le type rouge

Le type orange n'est pas toujours à l'aise avec le type rouge. Il est dérouté quand il se rend compte de son côté caméléon. En effet, lorsque le type rouge collabore avec le type orange, il adopte son mode de fonctionnement en montrant de l'intérêt pour leur relation, mais lorsqu'il s'engage dans un nouveau défi avec un autre type de personnalité, il désinvestit la relation. Le type orange peut se sentir blessé par ce désengagement qu'il ne peut pas comprendre puisque, pour lui, la relation n'est pas liée aux résultats à atteindre. Il est également déstabilisé par les explosions verbales du type rouge. Dès que celui-ci élève le ton, il se sent mal à l'aise car il a horreur des conflits ou des tensions. Il culpabilise, il a l'impression que la relation est remise en question et il fait tout ce qu'il peut pour arranger les choses. Or, du côté du type rouge, il n'y a en réalité aucun problème, car il a oublié depuis longtemps son coup d'éclat… En définitive, le type orange se méfie et reste sur ses gardes.

Comment le type rouge perçoit le type orange

Le type rouge ne rencontre pas de difficultés dans sa relation avec le type orange, mais il se peut qu'il le trouve un peu trop sensible et trop gentil – trop sensible parce qu'il est trop émotif, touché par tout ce qu'on lui dit. Il arrive assez souvent que les types rouges introvertis ressemblent à s'y méprendre au type orange. La grande différence entre les deux, c'est que le type rouge sait dire non fermement alors que c'est une réelle difficulté pour le type orange. Le type rouge peut donc avoir du mal à tenir compte de cette difficulté.

Points de convergence et de vigilance

On peut constater que, dans cette relation, le stress ne concerne que le type orange. Cette relation peut être contrariante pour lui dans la mesure où il a besoin d'être pris en compte en tant que personne et de se sentir apprécié. Il n'aime pas se trouver dans une insécurité relationnelle qui peut le mettre dans un grand état de stress. Pourtant, malgré ce stress potentiel, il existe une complémentarité des rôles entre ces deux types de personnalité. Le type rouge fait tout son possible pour faire avancer les choses. C'est un véritable atout, qui peut néanmoins provoquer des tensions dans un groupe. Le type orange étant naturellement attaché aux personnes et ayant le sens des bonnes relations, il fera tout son possible pour arrondir les angles entre les membres du groupe. À ce titre, le type orange joue le rôle de régulateur.

Pour améliorer la communication orange/rouge

▶ Le type orange doit faire attention de ne pas envahir le type rouge avec trop d'affectif.

▶ Le type rouge doit prendre un peu plus à cœur la relation avec le type orange et se soucier de lui en évitant d'être blessant.

▶ La relation orange/jaune ◀

Comment le type orange perçoit le type jaune

Le type de personnalité orange trouve sympathique le type de personnalité jaune. L'échange lui est agréable, mais son impression est qu'on ne peut pas approfondir avec le type jaune — c'est comme si dès qu'il s'approchait trop près, le type jaune s'échappait. Celui-ci veut bien échanger et plaisanter, mais n'a pas forcément envie de développer une relation très proche avec le type orange, qui en ressent de la frustration : il voit bien que la personne de type jaune a besoin de se sentir libre, comme un chat qui ne se laisse caresser que lorsqu'il le veut bien.

Comment le type jaune perçoit le type orange

Le type de personnalité jaune aime la relation qu'il entretient avec le type de personnalité orange : la discussion et l'échange sont agréables. Il ne voit pas d'inconvénient à ce que leur relation soit importante aux yeux du type orange, mais il a tout de même une préférence pour les relations plus spontanées et nouvelles, dans lesquelles il peut se sentir libre. Lorsqu'une personne de type orange ne va pas bien, elle est submergée par les émotions. Le type de personnalité jaune en profite pour plaisanter et détendre l'atmosphère, mais il se rend compte que ce n'est pas ce dont la personne de type orange a besoin. En dehors de l'humour, il ne sait pas comment s'y prendre pour que celui-ci se sente mieux.

Points de convergence et de vigilance

En général, ces deux types de personnalité fonctionnent bien ensemble. Ils trouvent souvent un terrain d'entente sur l'aspect relationnel car ils sont tous deux orientés vers les personnes. Ils aiment consacrer du temps à échanger, à discuter, à partager quelques moments. Mais pour le type orange, il y a toujours une forme de frustration à ne pas pouvoir approfondir la relation et se sentir plus proche du type jaune. Ce dernier a parfois l'impression de se sentir enfermé dans cette relation, dans la mesure où il n'a pas forcément l'envie ni le besoin d'une telle proximité avec l'autre : ses rapports sont beaucoup plus spontanés et plus immédiats.

Pour améliorer la communication orange/jaune

▶ Le type jaune ne doit pas s'attendre à ce que le type orange ait le même humour que lui.

▶ Le type orange ne doit pas s'attendre à ce que le type jaune soit aussi fidèle que lui.

Chapitre 8

Un monde difficile 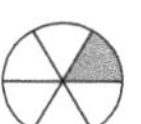

Le type jaune est spontané, ludique et différent. Il est motivé par la nouveauté, le changement, la curiosité et une irrésistible envie de s'amuser. Lorsqu'il ne peut pas être lui-même ou qu'il a l'impression qu'on attend autre chose de lui, il se met à « faire les choses difficilement », c'est-à-dire qu'au lieu d'agir vite et bien comme il le fait naturellement, il se met à s'échiner, à souffler, et rend les choses encore plus compliquées.

▶ Tout devient difficile à faire ◀

Élisabeth

Élisabeth est une personne de type jaune qui manifeste ses comportements conditionnels plus de la moitié du temps (une telle fréquence est plutôt rare). Le plus frappant est sa prise de parole dans un groupe. Elle a une manière de parler naturelle et spontanée quand elle s'abandonne à des discussions amicales. Mais lorsqu'elle prend la parole pour poser une question ou apporter son témoignage, son débit ralentit. Son discours reste clair mais il est entrecoupé de longs silences pénibles pour elle-même et pour les autres. Elle pense inconsciemment que ces longs silences lui permettent de paraître plus intelligente, puisqu'ils peuvent être interprétés comme un signe d'introspection ou de réflexion profonde...

Cet exemple montre très bien à quel point le type de personnalité jaune vit dans un monde irréel quand il est dans son comportement conditionnel. Alors que ce comportement est censé montrer qu'Élisabeth se concentre avant de parler, qu'elle ne parle pas pour ne rien dire, le résultat est qu'on se fatigue à son contact et que cela diminue son crédit. Au final, on se fait cette réflexion : « Ce qu'elle dit est intéressant, mais c'est tellement pénible de parler avec elle que je préfère l'éviter. »

Nous arrivons là à la preuve recherchée inconsciemment par le type jaune : « Je ne réussis pas. » Dans l'exemple que nous venons de voir, la volonté de ne pas être prise pour une idiote aboutit à une irritation chez l'interlocuteur qui finalement ne veut plus écouter cette personne. J'ai pris cet exemple, mais comme pour les autres types de personnalité, les comportements conditionnels prennent de nombreuses facettes. Voici quelques exemples qui l'illustrent également :

▶ La personne de type jaune explique des choses simples de manière compliquée et cela rend les choses difficiles à comprendre.

▶ Face à certaines tâches répétitives ou à une période de travail trop longue, son esprit se bloque et la personne n'arrive plus à travailler.

▶ Elle repousse ce qu'elle a à faire pour s'adonner à des choses plus amusantes, tout en culpabilisant. Au final, elle les fait à la dernière minute.

Tous ces comportements n'ont pour but que d'accumuler des preuves « qu'elle ne réussit pas », pour renforcer la croyance qu'il y a quelque chose qui « cloche » chez elle. La boucle est bouclée et la croyance est renforcée, la crainte d'être pris pour un rigolo est encore plus forte et le comportement conditionnel n'est pas près de perdre de l'intensité.

Si vous êtes de type jaune, vous vous dites sûrement que vous êtes devant une montagne et que monter au sommet va être difficile. C'est normal, nous sommes en train de parler de quelque chose de sérieux et donc il serait dans l'ordre des choses que votre comportement conditionnel soit actif en lisant ces lignes. Voici quelques exemples de réactions que vous pourriez avoir en ce moment :

▶ Vous ne comprenez plus rien en lisant ces lignes.

▶ Vous relisez plusieurs fois les mêmes passages en vous disant qu'il y a quelque chose qui vous échappe.

▶ Vous avez envie de fermer ce livre où l'on dit vraiment n'importe quoi.

- Vous reconnaissez très bien les autres types jaunes dans ces comportements, mais vous ne vous sentez pas concerné.
- Tout ça vous fait bien sourire, mais la marche est trop haute pour vous.

Le circuit du stress du type de personnalité jaune

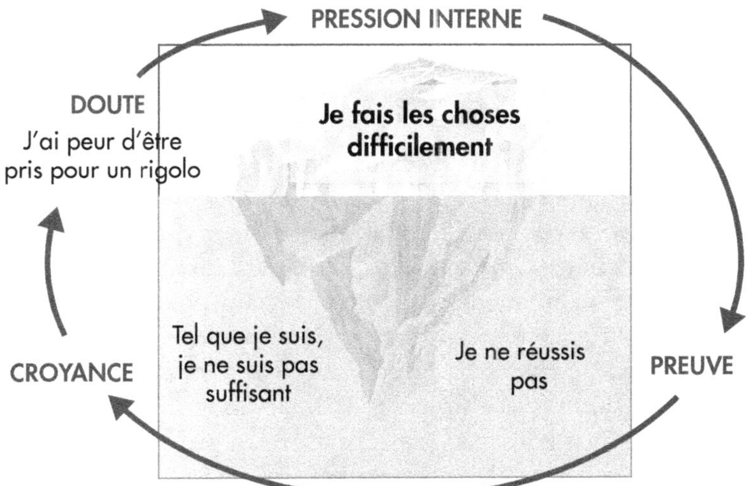

Nous partons toujours de la croyance négative sur nous-mêmes comme point de départ du circuit du stress. Cette croyance négative vient alimenter chez le type de personnalité jaune la crainte d'être pris pour un rigolo, de ne pas être pris au sérieux, d'apparaître trop léger, manquant de consistance, etc. À chaque fois qu'il a l'impression qu'il doit montrer qu'il n'est pas un rigolo, il manifeste son comportement conditionnel : il montre que ce qu'il fait est difficile et lui demande des efforts. En entrant dans son comportement conditionnel, il entre dans une sorte de passivité agressive vis-à-vis de lui-même et vis-à-vis des autres. Une des manifestations la plus visible du comportement conditionnel du type jaune est de souffler, de râler, de rouspéter, de traîner des pieds. En agissant ainsi, il montre que ce qu'il fait est difficile et donc qu'il « en met un coup ». Qu'il ne se laisse pas aller à la fainéantise, la légèreté, l'amusement, etc.

Il contrecarre ainsi ses croyances négatives et sa crainte d'être pris pour un rigolo.

Le comportement conditionnel se manifeste dès que le type jaune veut être pris au sérieux. Tout devient alors compliqué car son esprit se bloque quand il ne s'amuse pas ou qu'il s'ennuie. Il y a donc un lien étroit entre la satisfaction de sa motivation et la manifestation de son comportement conditionnel. En général, le type jaune s'amuse en faisant les choses et il est donc très efficace dans ce cas-là. En revanche, il ne l'est plus du tout quand il ne satisfait plus sa motivation.

Revenons quelques instants à sa motivation, qui prend plusieurs formes. La première est le besoin de nouveauté, de changement et de divertissement. La seconde est un fort besoin de liberté. Comme nous l'avons vu, nous avons tous besoin de nous sentir autodéterminés pour nous sentir motivés, mais pour le type jaune, cela prend d'énormes proportions. Ainsi, il a besoin de se sentir libre de faire ce qu'il veut quand il le veut. Mais dès qu'il se sent contraint, il n'a plus envie de faire les choses. Par exemple, si au moment où il tend la main pour choisir un verre, quelqu'un lui dit : « Prends ce verre », il n'aura plus envie de le prendre. C'est exactement le processus mental du type jaune : dès qu'il sent que sa liberté est entravée ou diminuée, sa motivation diminue. Fort de ce constat, voyons maintenant comment mettre en place une solution pour réduire la manifestation de ce comportement conditionnel.

▶ Faire baisser la pression interne ◀

Toute la solution réside dans l'autonomie, le choix intérieur et la responsabilité. En réalité, arrêter de « faire les choses difficilement » est très simple : il suffit de décider de s'amuser au lieu de s'échiner. Quand il est sous stress, le type jaune ne s'autorise plus à s'amuser ni à faire de l'humour. Dans le cadre d'une présentation professionnelle, il se dit que c'est sérieux, que tout le monde l'écoute et qu'il ne doit pas passer pour un rigolo. Dans ce cas, son discours est ennuyeux, pénible, fatigant et sans aucun relief. Il s'ennuie lui-même et n'aime pas cet exercice. Or le type jaune est souvent un excellent orateur quand il accepte de montrer ses caractéristiques positives : spontané, ludique, différent.

Pour réduire son stress, le type jaune doit s'autoriser à être lui-même, même dans les situations qu'il considère comme sérieuses. Ces situations dites sérieuses sont différentes pour chacun. On peut donc soit entrecouper une tâche inintéressante par des moments récréatifs, soit rendre cette tâche amusante. Nul besoin de donner ici des exemples, car ce n'est pas l'imagination qui fait défaut au type jaune. Le problème n'est donc pas un manque de savoir-faire, mais plutôt une difficulté à se décider.

Cette difficulté peut être renforcée par un autre mécanisme qui ne fait pas partie du circuit du stress mais qui peut contribuer à renforcer son stress : il s'agit de la responsabilité. Il arrive souvent d'entendre les personnes de type jaune dire « Je m'ennuie » – autrement dit, « Occupe-toi de moi ». S'il s'ennuie, c'est selon lui parce que les autres ne lui proposent pas de choses amusantes à faire. Si on va jusqu'au bout du raisonnement, le type jaune a l'impression que s'il est sous stress, c'est de la faute des autres, qui ne savent pas lui rendre la vie facile. Bien évidemment, le type de personnalité jaune est responsable de lui-même et en particulier de la satisfaction de sa motivation. Donc, pour sortir du stress, il doit s'autoriser à être lui-même, même dans les situations sérieuses, en se prenant en charge sans attendre que cela vienne des autres.

À vous de jouer

Réduisez votre stress : travaux pratiques pour le type jaune

Chaque jour, choisissez une activité qui habituellement vous ennuie et rendez-la amusante. N'hésitez surtout pas à varier les plaisirs en changeant tous les jours d'activité.

En suivant cette prescription, vous devriez retrouver le moral que vous avez perdu sous une pile de dossiers… N'oubliez pas : l'important, c'est la répétition. Alors amusez-vous bien !

▶ Avec qui ça coince ? ◀

▶ La relation jaune/bleu ◀

Comment le type jaune perçoit le type bleu

Le type de personnalité jaune est irrité par le côté très structuré du type bleu. Il constate que son côté rigoureux s'intensifie lorsqu'il est sous pression : sa voix devient sérieuse et froide, comme s'il parlait à un ordinateur. Le type jaune a l'impression que le type bleu est dépourvu d'humour alors que pour lui, il est possible de lier décontraction et travail. Il se sent enfermé lorsque tout est prévu et sans surprise. Le type jaune pousse souvent le type bleu à sortir du cadre pour lui montrer qu'un monde existe en dehors du planning. Cela permet au type jaune de respirer un peu et de supporter les réunions de travail qui lui semblent interminables.

Comment le type bleu perçoit le type jaune

Pour le type de personnalité bleu, le type jaune n'est pas assez sérieux : il fait toujours de l'humour au mauvais moment. Le type bleu apprécie l'humour, mais à point nommé et à petite dose. Sinon, il n'arrive plus à se concentrer. Souvent, le type bleu a l'impression que le type jaune ne souhaite pas travailler puisqu'il s'échappe régulièrement des cadres contraignants. Le fait que le type jaune arrive à produire autant en si peu de temps et avec si peu d'organisation échappe complètement au type bleu. Il ne comprend pas non plus comment on peut tout prendre à la légère, surtout dans le cadre du travail. Il a pourtant remarqué qu'en faisant de l'humour avec un type de personnalité jaune, les relations s'améliorent et le travail peut avancer.

Points de convergence et de vigilance

Ces deux types de personnalité peuvent avoir du mal à s'entendre, non pas sur le fond, mais sur la forme. Pourtant, ils sont parfaitement complémentaires. Le type bleu structure et organise le travail alors que le type jaune, qui en a horreur, est ravi de ne pas s'en charger. Cependant,

114

celui-ci n'aime pas se sentir enfermé dans un cadre trop structuré. Il a besoin de pouvoir faire les choses comme bon lui semble et à son rythme. Il travaille d'ailleurs très vite dans ces conditions. Le type bleu ne comprend pas comment on peut travailler si rapidement avec si peu d'organisation, car pour lui, l'organisation est à la base de son efficacité. À l'inverse, trop d'organisation démotive le type jaune ; il est tout à fait capable de travailler sur des sujets nouveaux et dans des environnements aux contours flous.

Pour améliorer la communication jaune/bleu

▶ Le type jaune doit être attentif et à l'écoute du type bleu quand il planifie et organise le travail.

▶ Le type bleu doit laisser le type jaune sortir du cadre et faire les choses à sa façon.

▶ La relation jaune/violet ◀

Comment le type jaune perçoit le type violet

Le type de personnalité violet fatigue le type de personnalité jaune par son côté trop sérieux. Le type jaune a l'impression que le type violet est toujours en train de chercher la petite bête. Pire, lorsque le type violet est sous pression, il n'y a pas moyen de rire ou de se détendre. Pourtant le type jaune essaie de détendre l'atmosphère en faisant de l'humour. Mais plus il fait de l'humour, plus le type violet semble se crisper. C'est extrêmement pénible pour le type jaune. Au final, le type violet finit par ennuyer le type jaune avec ses histoires trop sérieuses et, par conséquent, celui-ci s'amuse à le taquiner. Bien évidemment, le type violet réplique au quart de tour... Mais pour le type jaune, si l'on pouvait se détendre avec un peu d'humour, les réunions de travail seraient nettement plus productives.

Comment le type violet perçoit le type jaune

Le type de personnalité violet trouve que le type de personnalité jaune manque de sérieux. Lorsque le type violet soumet son avis à un groupe de personnes, le type jaune fait rire tout le monde, comme s'il ne se sentait pas concerné. De plus, le type violet a l'impression que le type jaune le fait exprès, que plus le sujet est important à ses yeux, plus il cherche à le déstabiliser. Pour le type violet, ce sont des sujets essentiels ; il estime qu'on ne peut pas tout prendre à la légère comme le fait si bien le type jaune, en particulier dans le travail. Le seul moyen que trouve le type violet pour que le type jaune participe activement à des réunions, c'est de faire de l'humour avec lui. Mais il s'en désole…

Points de convergence et de vigilance

Ces deux types de personnalité peuvent avoir du mal à s'entendre, non pas sur le fond, mais sur la forme. Pourtant, ils sont vraiment complémentaires. Prenons l'exemple des dirigeants de start-up. *A priori*, ces entrepreneurs sont du type jaune. Dans leurs sociétés, le style est décontracté, le champ des possibles est large et la nouveauté fait partie des conditions de réussite. Pour autant, s'il y avait un peu plus de personnes de type violet à la direction financière, le nombre de dépôts de bilan serait beaucoup plus faible. Car le type violet sait mettre en garde ses collaborateurs contre les dérives dangereuses pour l'avenir. À l'inverse, dans les sociétés où la prise de risque est presque nulle, dirigées par des personnes de type violet, il est nécessaire que des personnes de type jaune viennent apporter de la nouveauté. Sinon, à ne vouloir faire que des choses qui ont fait leurs preuves, on finit par se faire dépasser par la concurrence…

Pour améliorer la communication jaune/violet

▶ Le type jaune doit prendre le temps d'écouter l'avis du type violet et ne pas parler à la légère des sujets importants pour lui.

▶ Le type violet doit accepter que l'humour et la légèreté du type jaune ne soient pas un manque de professionnalisme mais une façon d'être légitime.

▶ La relation jaune/vert ◀

Comment le type jaune perçoit le type vert

Le type jaune a l'impression que le type vert n'a pas d'humour et qu'il est déstabilisé lorsqu'il fait des blagues. Pour lui, le type vert n'est pas assez spontané ni réactif. Il a l'impression de ne parler que des idées ou du travail avec le type vert, ce qui ne rend pas la relation très agréable à ses yeux. L'échange manque de répondant : le type vert ne réagit pas lorsque le type jaune le taquine, comme une balle que l'on jetterait sur un mur mais qui ne rebondirait pas. En revanche, le type jaune apprécie le fait que tout comme lui, le type vert sait sortir des limites du cadre.

Comment le type vert perçoit le type jaune

Le type de personnalité vert se retrouve mal à l'aise face à l'humour du type de personnalité jaune. Il ne sait souvent pas quoi dire et ne sait pas répondre du tac au tac comme le voudrait le type jaune. Lorsque le type vert trouve une bonne blague, la conversation a déjà changé depuis longtemps et alors il se tait. On a l'impression que le type vert n'aime pas les blagues, alors que ce n'est pas le cas. Lorsque le type jaune fait trop d'humour, le type vert pense que c'est dans le but de le déstabiliser. Il peut le ressentir comme une agression. Cependant, ce que le type vert apprécie chez le type jaune, c'est sa capacité à sortir des sentiers battus. Les réactions spontanées du type jaune alimentent la réflexion du type vert et les réflexions du type vert alimentent les réactions spontanées du type jaune.

Points de convergence et de vigilance

Ces deux types de personnalité sont très complémentaires dans le domaine de la créativité : une bonne synergie les guide pour trouver de nouvelles idées. Ce qui rend la relation difficile, c'est tout ce qui concerne l'humour, qui est le moteur du type jaune (il ne peut pas s'en passer) mais peut bloquer le type vert.

Pour améliorer la communication jaune/vert

▶ Le type vert doit rire avec le type jaune et partager des moments de détente et de plaisir.

▶ Le type jaune doit laisser au type vert du temps et un peu de tranquillité pour réfléchir (ne pas venir sans arrêt lui raconter la dernière blague).

▶ La relation jaune/rouge ◀

Comment le type jaune perçoit le type rouge

Le type jaune se sent déstabilisé par le fait qu'il ne sait jamais si le type rouge est sincère. Il est toujours surpris de découvrir le *côté caméléon* du type rouge : il peut le voir travailler avec un collègue tout un après-midi sans faire la moindre plaisanterie, alors qu'ils ont passé la veille deux heures à travailler ensemble en s'amusant... Le type jaune a l'impression d'être un peu comme chien et chat avec le type rouge. Il ne voit pas d'un bon œil que ce dernier mette soudain beaucoup de pression en réunion. Dans certaines situations et à propos de n'importe quel sujet, ces deux personnalités peuvent laisser éclater leur colère.

Comment le type rouge perçoit le type jaune

Le type rouge aime bien travailler avec le type jaune. Il le considère comme un allié, car ils peuvent se laisser aller ensemble à faire de l'humour, par exemple pour que les réunions de travail paraissent moins longues. Ce qui stresse le type rouge, c'est qu'il ne sait jamais s'il va réussir à amener le type jaune où il le souhaite. À la dernière minute, le type jaune peut décider d'agir selon son bon vouloir et le type rouge s'inquiète de ne pas avoir de prise sur lui.

Points de convergence et de vigilance

Globalement, ces deux types de personnalité s'entendent plutôt bien, mais doivent parfois aussi se tenir à distance. Ils arrivent à trouver un terrain d'entente pour se détendre et mettre un peu de légèreté dans leurs relations, mais ils peuvent également se laisser aller à des éclats de voix. Ce qui les rapproche, c'est cette capacité à monter très vite en pression. Leurs sautes d'humeur ne durent généralement pas longtemps, chacun passant rapidement à autre chose, mais elles peuvent provoquer du stress chez ceux qui les entourent et qui sont susceptibles de les prendre pour argent comptant.

Pour améliorer la communication jaune/rouge

▶ Le type jaune doit accepter le côté caméléon du type rouge qui lui permet de s'adapter aux situations en fonction du résultat escompté.

▶ Le type rouge ne doit pas essayer de diriger le type jaune et lui laisser la liberté d'action dont il a besoin.

▶ La relation jaune/orange ◀

Comment le type jaune perçoit le type orange

Le type de personnalité jaune aime la relation qu'il entretient avec le type de personnalité orange : la discussion et l'échange sont agréables. Il ne voit pas d'inconvénient à ce que leur relation soit importante aux yeux du type orange, mais il a tout de même une préférence pour les relations plus spontanées et nouvelles, dans lesquelles il peut se sentir libre. Lorsqu'une personne de type orange ne va pas bien, elle est submergée par les émotions. Le type de personnalité jaune en profite pour plaisanter et détendre l'atmosphère, mais il se rend compte que ce n'est pas ce dont la personne de type orange a besoin. En dehors de l'humour, il ne sait pas comment s'y prendre pour que celui-ci se sente mieux.

Comment le type orange perçoit le type jaune

Le type de personnalité orange trouve sympathique le type de personnalité jaune. L'échange lui est agréable, mais son impression est qu'on ne peut pas approfondir avec le type jaune — c'est comme si dès qu'il s'approchait trop près, le type jaune s'échappait. Celui-ci veut bien échanger et plaisanter, mais n'a pas forcément envie de développer une relation très proche avec le type orange, qui en ressent de la frustration : il voit bien que la personne de type jaune a besoin de se sentir libre, comme un chat qui ne se laisse caresser que lorsqu'il le veut bien.

Points de convergence et de vigilance

En général, ces deux types de personnalité fonctionnent bien ensemble. Ils trouvent souvent un terrain d'entente sur l'aspect relationnel car ils sont tous deux orientés vers les personnes. Ils aiment consacrer du temps à échanger, à discuter, à partager quelques moments. Mais pour le type orange, il y a toujours une forme de frustration à ne pas pouvoir approfondir la relation et se sentir plus proche du type jaune. Celui-ci a parfois l'impression de se sentir enfermé dans cette relation, dans la mesure où il n'a pas forcément l'envie ni le besoin d'une telle proximité avec l'autre : ses rapports sont beaucoup plus spontanés et plus immédiats.

Pour améliorer la communication jaune/orange

▶ Le type jaune ne doit pas s'attendre à ce que le type orange ait le même humour que lui.

▶ Le type orange ne doit pas s'attendre à ce que le type jaune soit aussi fidèle que lui.

Conclusion

Nous arrivons à la fin de ce livre et sans doute avez-vous pu identifier le circuit de votre stress. Il vous appartient désormais de mettre en place les solutions pour réduire son impact. Vous êtes seul maître à bord : voulez-vous continuer à apporter une réponse automatique aux demandes qui vous sont faites ou désirez-vous avoir le choix de décider de votre réponse ? Si, malgré tout, vous n'avez pas réussi à repérer le comportement conditionnel qui vous stresse, voici des explications qui peuvent vous aider à clarifier les choses.

D'une part, il arrive souvent que ce soit l'association de deux comportements conditionnels qui provoque du stress. L'exemple le plus frappant est celui d'une personne dont la couleur dominante est le bleu et dont la couleur secondaire est le orange (ou l'inverse). Lorsqu'on lui demande de réaliser un travail, elle a du mal à dire non malgré la très grande quantité de travail qu'elle a déjà en préparation. Une fois qu'elle l'a accepté, elle ne peut s'empêcher de le faire parfaitement. Elle y passe donc plus de temps qu'il ne le faudrait. Mais comme elle rend un travail parfait et dans les temps, on a tendance à la solliciter à nouveau. Et comme elle a du mal à dire non… C'est un cercle sans fin de stress !

D'autre part, il arrive également qu'on se sente concerné par le stress décrit pour toutes les couleurs. Dans ce cas, je vous invite à revenir en arrière et à vous remémorer les réactions qu'a suscitées chez vous la lecture de ce livre. À quel moment avez-vous commencé à rechigner devant les solutions proposées pour réduire votre stress ? Ou bien quelles sont les solutions qui vous ont semblé irréalistes donc inapplicables ? Il est fort probable que la couleur qui vous concerne le plus soit liée au circuit du stress qui vous semble impossible de changer ou que vous essayez d'adapter. Pourquoi cette supposition ? Vous avez compris que le circuit du stress prend racine dans des croyances souvent mises en place durant l'enfance et renforcées tout au long de la vie. Réduire son stress, c'est développer des croyances positives qui vont peu à peu venir prendre place à côté de ses croyances négatives afin de les contrebalancer et de les faire baisser d'intensité, voire de les remplacer. Or, si je vous propose de le faire tout doucement, c'est qu'il faut prendre soin du système qui vous anime depuis si longtemps et qui vous a guidé jusque-là. Il est donc essentiel de ne pas casser ce qui vous a construit, mais d'en prendre soin et d'agir avec beaucoup de délicatesse pour faire évoluer votre fonctionnement vers plus de positif.

Il faut environ trois semaines pour que les exercices proposés dans ce livre commencent à faire effet. Vous serez sujet à des sensations de flottement et de détente. Quelque chose s'adoucira en vous. Vous deviendrez moins exigeant avec vous-même. Passé ce délai, vous serez également moins inquiet de voir vos comportements conditionnels baisser d'intensité. Vous vous apercevrez que vous n'êtes pas moins engagé, moins travailleur, moins sympathique, mais vous tiendrez compte de ce qui est essentiel à vos yeux. La sensation de flottement n'est pas une perte de repères, mais le début d'un changement de repères. Tout changement est toujours déstabilisant, même lorsqu'il s'agit de vous sentir moins stressé. Lorsque vous commencerez à sentir cette détente physique, restez vigilant sur deux points :

▶ N'arrêtez pas de faire vos exercices quotidiens ! Le circuit du stress qui vous empêche de vous détendre est en place depuis longtemps. Il faut un peu plus de trois semaines pour installer durablement de nouveaux repères et une nouvelle manière de vivre. Il est donc essentiel de continuer jusqu'à ce que vous sentiez que votre nouveau fonctionnement est définitivement ancré.

▶ N'augmentez pas l'intensité ou l'importance de vos exercices quotidiens ! Nous l'avons dit tout au long de cet ouvrage, la lenteur et la douceur sont les clés de votre réussite. Il n'y a aucune performance à réaliser et vous n'avez rien à prouver à personne. Ce qui est essentiel, c'est que vous preniez soin de vous et surtout que vous n'utilisiez pas les solutions proposées dans ce livre pour vous mettre la pression d'une autre manière. Prendre soin de vous, c'est apprendre à être vous-même sans essayer de ressembler à un idéal imaginaire. Commencez dès aujourd'hui : autorisez-vous à être vous-même !

À propos de ComColors®

ComColors® est une marque de la société Comenius.

COMENIUS

16 rue Louis-Moreau

91150 Étampes

Tél. : 01 69 23 39 19 - Fax : 09 72 30 49 18.

www.comenius.fr - contact@comenius.fr

Votre profil ComColors®

Si vous voulez acheter votre profil de personnalité ComColors®, contactez-nous à l'adresse profil@comcolors.com, ou appelez-nous.

Validation statistique du questionnaire ComColors®

Le questionnaire de personnalité ComColors® a fait l'objet d'une validation statistique qui a permis de confirmer l'existence et la solidité des dimensions psychologiques présentées dans ce livre. Vous pouvez prendre connaissance de l'analyse réalisée sur le site www.comcolors.com.

Autres livres parus

Découvrir sa personnalité ... et celles des autres, de Franck Jullien, aux éditions Eyrolles en 2009 (2ᵉ édition 2012). Ce livre pose les bases du modèle ComColors®.

Les Six Couleurs du manager, coécrit par Franck Jullien, Catherine Kleinberg, Christian Gallerey et Guy Topall aux éditions De Boeck en 2011. Ce livre présente les applications concrètes du modèle ComColors au management.

E-learning « Comportement sous stress » réalisé à partir du modèle ComColors®

Ce module e-learning réalisé en partenariat avec la banque Natixis a remporté le prix du jury 2012 aux E-learning Excellence Awards décernés par la Cegos et AEF.info.

Ce e-learning appartient à la société Comenius et peut être proposé à toutes les entreprises qui le désirent. Il est également disponible en version package avec le livre *Les Six Couleurs du manager*.

Séminaires

La lecture de ce livre vous a plu et vous souhaitez aller plus loin ? Nous organisons des séminaires interentreprises ouverts à tous, qui permettent d'approfondir et de mettre en pratique les concepts développés dans ce livre. Vous retrouverez les dates de nos séminaires ainsi que les séminaires proposés par les formateurs certifiés au modèle ComColors® en visitant le site www.comcolors.com

Certification

Le processus de certification au modèle ComColors® est destiné aux consultants et formateurs qui souhaitent intégrer cette approche dans leur pratique. La certification est également ouverte aux personnes qui veulent devenir formateurs.

Applications possibles à l'issue de la certification :

▶ animer des séminaires ComColors® ;

124

- animer les formations suivantes : gestion du stress, gestion des conflits, animation de réunions, motivation, entretien de cadrage, vente, argumentation et négociation ;
- orientation professionnelle ;
- orientation scolaire (site www.quelleorientation.com) ;
- coaching ;
- cohésion d'équipe ;
- recrutement.

Visitez les sites www.comenius.fr, www.comcolors.com et www.quelleorientation.com

La formation certifiant au modèle ComColors® existe depuis 2006 en France, depuis 2010 en Belgique et maintenant en Angleterre, en Italie, en Espagne et en Pologne.

Bibliographie

Livres

BERNE Eric, *Que dites-vous après avoir dit bonjour ?* (1972), Paris, Tchou, 2010.

BERNE Eric, *Sex in Human Loving*, New York, Simon and Schuster, 1970.

CARRÉ Philippe et FENOUILLET Fabien (dir.), *Traité de psychologie de la motivation*, Paris, Dunod, 2009.

CUNGI Charly, *Savoir gérer son stress en toutes circonstances*, Paris, Retz, 2006.

DECI Edward L. et RYAN Richard M., *Intrinsic Motivation and Self-Determination in Human Behavior*, New York, Plenum Press, 1985.

FENOUILLET Fabien, *La Motivation*, Paris, Dunod, 2003.

FRADIN Jacques, *L'Intelligence du stress*, Paris, Eyrolles, 2008.

FRANKL Viktor E., *Découvrir un sens à sa vie avec la logothérapie*, Montréal, Les Éditions de l'Homme, 1988.

HOLLAND John L., *Making Vocational Choices: A Theory of Vocational Personalities and Work Environments*, Englewood Cliffs, Prentice Hall, 1985.

JULLIEN Franck, *Découvrir sa personnalité… et celles des autres* (2009), Paris, Eyrolles, 2012 (2e éd.).

JULLIEN Franck, GALLEREY Christian, KLEINBERG Catherine et TOPALL Guy, *Les Six Couleurs du manager*, Bruxelles, De Boeck, 2011.

JUNG Carl G., *Types psychologiques*, Genève, Georg, 1950.

LABORIT Henri, *L'Inhibition de l'action* (1979), Paris, Masson, 1986.

LABORIT Henri, *L'Éloge de la fuite*, Paris, Robert Laffont, 1976.

SERVAN-SCHREIBER David, *Guérir le stress, l'anxiété, la dépression sans médicaments ni psychanalyse*, Paris, Pocket, 2005.

Articles

Ernst Franklyn, « The OK Corral: The Grid for Get-on-with », *Transactional Analysis Journal*, vol. 1, n° 4, 1975, p. 231-240.

Erskine Richard G. et Zalcman Marilyn, « The Racket System: A Model for Racket Analysis », *Transactional Analysis Journal*, vol. 9, n° 1, 1979, p. 51-59.

Karpman Stephen B., « Contes de fées et analyse dramatique du scénario », *Actualités en analyse transactionnelle*, vol. 3, n° 9, 1979, p. 7-11.

Conception : ici & ailleurs

Mise en page : 48 bis arts graphiques

Dépôt légal : janvier 2013

N° d'éditeur : 4594

Imprimé en Allemagne par BoD